Heinz Grill

Die Gesunderhaltung des Brustorganismus

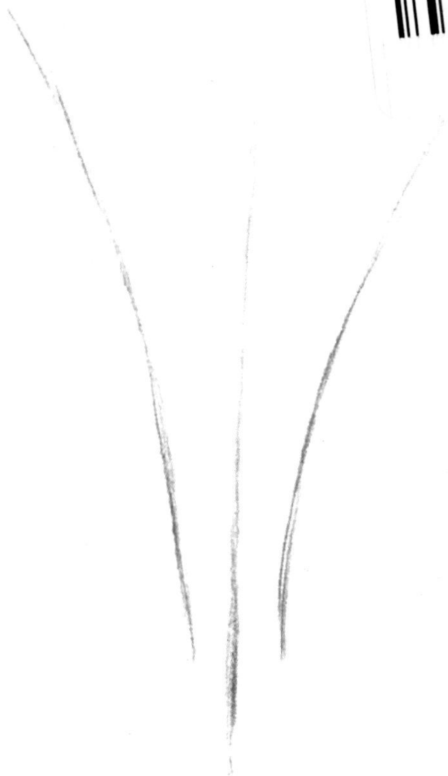

Aus der Reihe Gesundheit & Heilkunde

Heinz Grill

Die Gesunderhaltung des Brustorganismus

Eine Prophylaxe gegen Brustkrebs aus der Sicht des Yoga

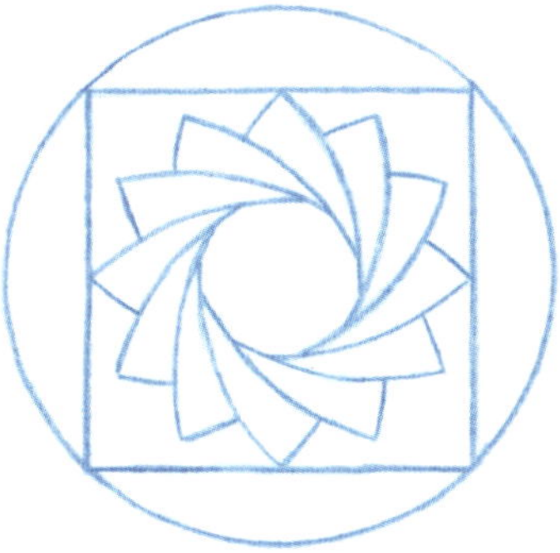

Bibliografische Information der Deutschen Bibliothek
Die Deutsche Bibliothek verzeichnet diese Publikation in der deutschen Nationalbibliografie; detaillierte bibliografische Daten sind im Internet über http://dnb.ddb.de abrufbar.

1. Auflage: April 2012

bei Lammers-Koll-Verlag
Auricher Straße 10
D-71665 Vaihingen/Enz
Tel: +49 (0) 70 42 / 815 24 05
Fax: +49 (0) 70 42 / 815 24 04
e-mail: verlag@lammers-koll-verlag.de
Internet: www.lammers-koll-verlag.de
Web-Shop: www.yogabuecher.de

ISBN 978-3-935925-36-5

Herausgeberin: Johanna Blümel
Zeichnungen: Verena Hilber, Johanna Blümel, Petra Himmel
Gestaltung: Daniel Dehnhard, Johanna Blümel
Lektorat: Ulrike Leßmann, Antje Örs
Fotographien: Archiv Lammers-Koll-Verlag
Gesamtherstellung: Grafica 5, Tipolithografia, 38062 Arco (TN) - Italia

Das vorliegende Buch ist auch in italienischer und englischer Übersetzung erhältlich.

Die sich im Text befindlichen Sternchen * beziehen sich auf Anmerkungen am Ende des Buches.

Inhalt

Liebe Leser,

wie es im Titel bereits zum Ausdruck kommt, trägt diese neu gestaltete und erweiterte Schrift über den Brustorganismus besonders den Wunsch in sich, den ständig zunehmenden Krankheitserscheinungen im Brustraum, neue Möglichkeiten der Prävention und Regeneration zu eröffnen.

So mancher wird im Laufe der Jahre festgestellt haben, dass die Brustwirbelsäule bei Weitem nicht mehr so elastisch, so mobil und jugendlich aufgerichtet ist, wie sie einmal war. Was verbirgt sich hinter den beginnenden Versteifungen und oft schmerzhaften Bewegungseinschränkungen und wie können wir diesen Erscheinungen vorbeugen? Es ist nun erwähnenswert, dass der Autor Heinz Grill spiritueller Lehrer ist und gleichzeitig ein gutes medizinisches Fachwissen besitzt. Seine Ausführungen sind unter diesem Gesichtspunkt zu verstehen.

Heinz Grill gibt aus einer freien, geistigen Sicht Einblicke in die innere Natur dieser Symptome und ermöglicht dem Leser damit das Verständnis, dass der Ursprung der Krankheit nicht in der körperlichen Ebene zu finden ist. So beschreibt er, wie diese zunächst unspezifischen Schwächen der Wirbelsäule eine Form der inneren Unordnung darstellen, die sich dann zunehmend in Stauungen und Blockaden an der Wirbelsäule oder sogar als Herz- oder Tumorkrankheiten im Brustbereich ausdrücken. Gleich, ob es sich nun um eine latente Vorstufe oder um eine bereits manifestierte Erkrankung handelt, haben wir offensichtlich die Möglichkeit, in einer interessierten und lebendigen Auseinandersetzung mit diesen Inhalten und Übungen den degenerativen Tendenzen mit einem selbstaktiven Entwicklungsimpuls entgegenzuwirken. Die Arbeit dient sicherlich nicht als Therapieansatz, kann aber dennoch als ein nicht zu unterschätzender Teil einer Vorsorge gelten.

Die Originalbroschüren waren der Übung des Schulterstandes gewidmet, aus diesem Grunde erscheint sie mehrfach in der Wiederholung. Gerade aber die Wiederholungen aus verschiedenen Blickwinkeln können das Thema der Brustwirbelsäule in ihrem Sinngehalt besser beleuchten.

Bitte beachten Sie beim Lesen, dass es sich bei den einzelnen Kapiteln um verschiedene Vorträge aus den Jahren 2005 und 2006 handelt, die das gemeinsame Thema der Brustwirbelsäule besprechen. So kommt es inhaltlich zu Überschneidungen, die aber dem Thema eine jeweils unterschiedliche Betonung geben. Der Vortragsstil wurde weitgehend in seiner Originalität erhalten, um die Lebendigkeit des Wortes und des sich entfaltenden Gedankens zu bewahren. Um das Verständnis schwieriger Inhalte oder Textpassagen zu erleichtern, wurden Fachbegriffe aus dem Yoga oder der „geistigen Schulung“ als Randbemerkung oder im Anhang erklärt. Die Ästhetik der Fotografien lädt den Leser durchaus zur meditativen Betrachtung ein . Dies ist eine aktive Beziehungsaufnahme, die – über die Regeneration des Körpers hinaus – dem Wunsch der Seele nach Entwicklung sensibel entgegentritt.

Der Begriff *Yoga* wird infolge der großen Diskussion, die zwischen Anthroposophie und Yoga besteht, im Nachwort erklärt.

Die Sprache erscheint vielleicht an manchen Stellen ungewohnt im Ausdruck, als wenn sie ein gewisses Vorwissen voraussetze. Die sogenannte imaginative Darstellung, die mehr das lebendige Wesen eines Gedankens auszudrücken sucht, führt uns als Leser Schritt für Schritt zu einer seelischen, geistigen Wirklichkeit, der das gesprochene Wort vermutlich niemals vollständig gerecht werden kann. Ob uns diese Sprachform nun bereits vertraut ist oder nicht, wir stehen als Leser immer wieder von Neuem vor der Herausforderung eines innerlich aktiven Lesens. Das mag bedeuten, unser gewohntes Denken ein Stück loszulassen, um diesen neuen Gedanken Raum zu geben. In der nachfolgenden aktiven Auseinandersetzung damit, im Hinterfragen und Erforschen der Zusammenhänge, kann sich aus meiner Erfahrung bereits ein sehr heilsamer Impuls beim Lesen entfalten.

Ich möchte Heinz Grill meinen Dank ausdrücken, der die Vorträge, die nur für ein internes Publikum gehalten wurden, nun für eine größere Veröffentlichung freigegeben hat. Ebenso fühle ich mich allen dankbar verbunden, die an der Entstehung dieser neuen Ausgabe mitgewirkt haben und den Wunsch mit mir teilen, dass sie sowohl im deutschen, im englischen als auch im italienischen Sprachraum auf ein lebendiges Interesse trifft.

Tenno, 21.12.2011

Johanna Blümel

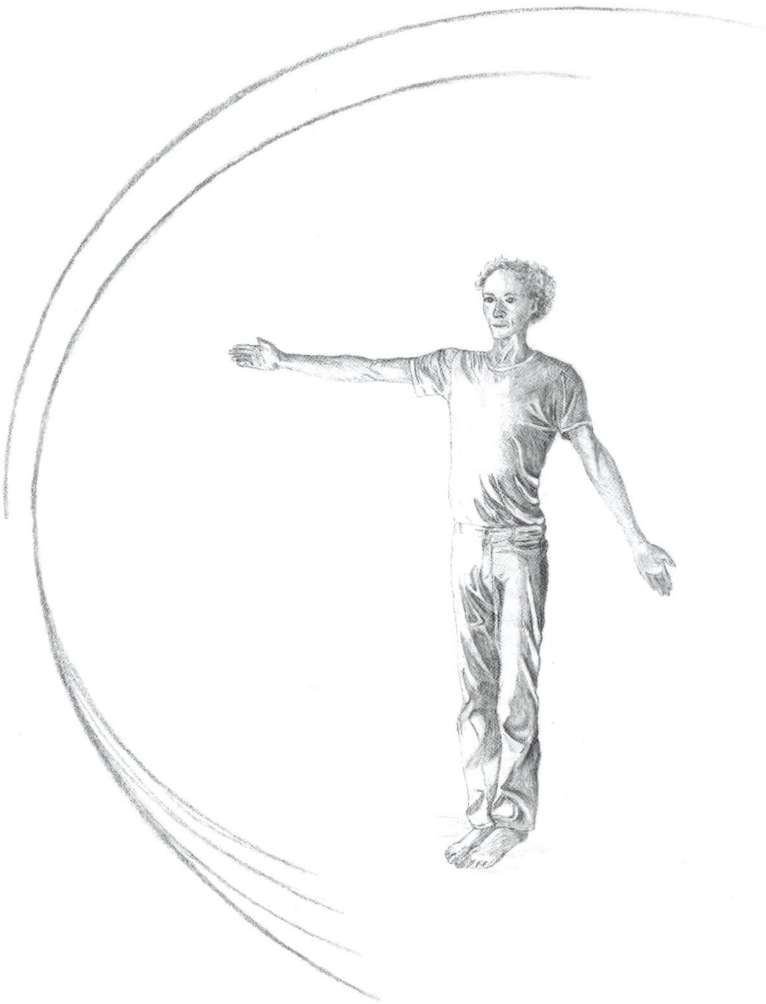

Die Frage nach der Mitte soll uns durch dieses Buch hindurch begleiten.

Wo befindet sich die Mitte des Menschen?

Wo befindet sich die Mitte des Menschen? Häufig wird vom Verlust der Mitte gesprochen, doch wer kann wirklich konkret charakterisieren, wo sich diese Mitte befindet? Hat man sie nicht schon längst verloren, bevor man sie gefunden hat?

Die Brustwirbelsäule repräsentiert anatomisch gesehen eine Mitte des physischen Leibes. Diese Brustwirbelsäule ist häufig von Degenerationen, Schwächen und Blockaden gezeichnet und für den Menschen mit seiner Wahrnehmung in ihrer Flexibilität und Bewegungsdynamik nicht zugänglich. Diese Tatsache einer anatomisch bestehenden Mitte scheint jedoch noch keine erschöpfende Antwort auf diese Frage zu geben.

Mit der folgenden Beschreibung der Brustwirbelsäule und der Anleitung von geeigneten Übungen soll des Weiteren das Thema der Mittenempfindung, der Bewusstwerdung der Mitte des Menschen angeregt und gefördert werden.

Was ist die wirkliche Mitte des Menschen? Sie ist bei näherer Betrachtung sicherlich nicht die anatomische Mitte und sie ist sicherlich nicht nur das physische Herzorgan. Auch kann diese Mitte wohl nicht in angenehmen Lebensgefühlen und in einem sicheren subjektiven Funktionieren liegen. Die Mitte des Menschen muss, wenn sie konkret, weit und in der Dauerhaftigkeit einer umfassenden Entwicklung gesehen wird, mehr sein als ein momentanes gutes Gefühl oder ein äußeres materielles Gleichgewicht.

Die Antworten auf die Frage können sich langsam mit dem Lesen und Studieren dieser Broschüre entwickeln und werden am Ende summarisch zusammengefasst. Die Herausgeberin empfiehlt ein sorgfältiges Studium der einzelnen Abschnitte des Buches und will die eigene Auseinandersetzung mit Fragen und Antworten anregen.

Das Erleben der Wirbelsäule

(eine meditative Darstellung)

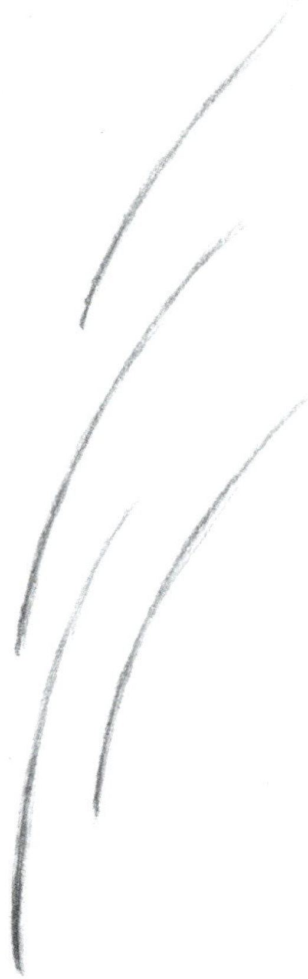

Es ist günstig, wenn man die Wirbelsäule nicht zu sehr kompakt, sondern wie von Licht und feinen schwerelosen Kräften durchflutet erlebt. Sie sollte keinesfalls wie eine schwere, eiserne Stützsäule betrachtet werden.

Die Zeichnung, die eine Form der Gliederung spiegelt, kann in diesem Sinne eine Art meditatives Erleben für die Wirbelsäule vorbereiten.

Ferner wird durch ein Bewusstsein über die Rückenabschnitte und ihr „lichtes Gegliedertsein" ein Bedürfnis nach dynamischer Aufrichtung erlebbar.

Die Bedeutung der Brustwirbelsäule

Arco, den 30.09.2005

Für den heutigen Tag wollen wir innerhalb der Übungspraxis jene sehr lebendige und wichtige Betrachtung herausgreifen, die die Brustwirbelsäule betrifft. Unser besonderes Interesse gilt der Flexibilisierung der Brustwirbelsäule und der Aktivierung des verborgenen Potentials, das in diesem mittleren Abschnitt des Menschen angelegt ist. Die Brustwirbelsäule ist in der Regel bei dem heutigen Durchschnittsmenschen, der unter den gewöhnlichen Arbeitsbedingungen sein Leben fristet, ein sehr häufig vorzufindendes pathologisches Angriffsfeld. An der Brustwirbelsäule zeigen sich überaus häufig Versteifungen bis hin zu Degenerationen, die sich dann auch auf die Halswirbelsäule und auf die Lendenwirbelsäule ausbreiten. Wenn die Brustwirbelsäule verspannt oder gar steif wird, werden in Folge ihrer zentralen Stellung innerhalb der drei Wirbelsäulenabschnitte auch der obere und der untere Bereich überbelastet.

Bei der dynamischen Durchstreckung der Wirbelsäule kann ein erster Mittenansatz im Sonnengeflecht erlebt werden. Aus diesem heraus bewegt sich der Oberkörper leicht, frei und offen nach oben und in die Weite.

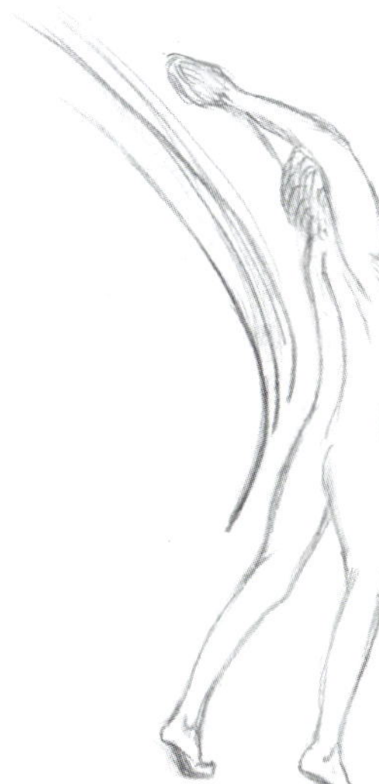

Für uns stellt sich in der heutigen Betrachtung die Frage, wie eine Belebung der Brustwirbelsäule durch Yogaübungen stattfinden kann und wie die Brustwirbelsäule durch gezielte Aufmerksamkeit in die empfindsame Betrachtung rückt. Diese empfindsame Betrachtung führt, wenn sie durch Imaginationen und klare Gedanken geleitet ist, zu einem bewussten Erleben der Körperpartien. Sie führt zu einem befreienden Umgehen mit den normalerweise schwer zugänglichen, mittleren Wirbelsäulenabschnitten und trägt auf ganzheitliche, also auf seelische und geistige Weise, zur Heilung bei.

Ein nur mechanisches Mobilisieren auf Grund von Bewegungsübungen würde im gesamten Ablauf der Übungen sicher zu wenig darstellen, denn dieses körperbezogene Vorgehen kann nur eine geringfügige Belebung für die Seele geben. Es kann das mechanische Vorgehen eigentlich nur Niveauveränderungen am Körper bewirken, jedoch kann es keine Wurzeln bis in die profunden Verhältnisse der Seele schlagen. Indem wir aber das seelische Wesen im Sinne einer empfindsamen Betrachtung über die Brustwirbelsäule gewinnen, erleben wir den Körper im Lichte des Kosmos und empfinden uns selbst

Da in der Brustwirbelsäule kaum Krankheiten auftreten, tritt sie in ihrer Bedeutung wenig in den Vordergrund. Indem jemand aber die Brustwirbelsäule mobilisiert, entlastet er sowohl die lumbare wie auch die cervikale Region.

im Lichte des Geistes. Wir empfinden uns innerhalb dieser Betrachtungen nicht mehr gespalten oder getrennt, sondern geeinter und beziehungsfähiger zu einem Ewigen, Unendlichen und Ganzen.

Betrachtet man die vielen Degenerationskrankheiten der Wirbelsäule, so sind die Kyphose und die Lordose erwähnenswert.

Es existieren innerhalb der Dreigliederung * drei unterschiedliche Regionen, die in der Wirbelsäule ihren Ausdruck finden. Der Kopf zählt zum Sinnespol und bildet eine Art kosmische Abgeschlossenheit, das heißt eine in sich selbst fertige Ganzheit ist im Kopfe enthalten. Zu diesem Nerven-Sinnesbereich zählt ebenfalls die oberste Wirbelsäule mit ihren sieben Wirbeln. Darunter befindet sich der nicht mehr so leicht zugängliche Brustraum, der das Herz-Kreislaufsystem und das Atemsystem aufnimmt. Dieser Abschnitt wird mit dem Fachbegriff des rhythmischen Systems beschrieben. Wieder unterhalb des Zwerchfells befindet sich der dritte Bereich, das ist das Stoffwechselsystem mit der Lendenwirbelsäule, dem Kreuzbein und dem Steißbein. Dem mittleren Bereich, dem Lungen- und Herzensraum kann eine vermittelnde und verbindende Funktion zugeordnet werden. Es ist jener aktive Erlebensraum, der nahe mit den Beziehungsverhältnissen, insbesondere mit der Fähigkeit des In-Beziehung-Tretens zusammenhängt.

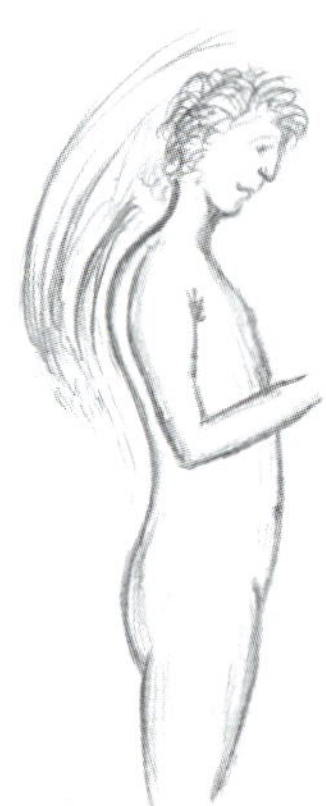

Bei der Kyphose zeigt sich eine Krümmung im oberen Bereich der Wirbelsäule.

Im Gegensatz zu dem unteren, tiefen Stoffwechselraum ist der Herzensbereich und somit auch die Brustwirbelsäule dem Bewusstsein leichter zugänglich. Das Herz lässt sich in seiner Schlagfolge nahezu empfinden. Die Stoffwechselvorgänge, die in der Tiefe gelagert sind, lassen sich jedoch nicht mehr miterleben. Ebenfalls können die Atemprozesse mit den Bewegungen der Atemmuskulatur leicht mitempfunden und somit bewusst erlebt werden.

In jenen mittleren Regionen des Brustwirbelsäulenabschnittes, der Rippen und des Herzens leben die bewussten und unbewussten Gefühle des Menschen. Diese Gefühle können nun je nach Kondition und vorherrschender Erziehung eingeschnürter oder bewegter und lebendiger sein. Die Einschnürung der Gefühle ist in unserer Zeit ein sehr häufiges Symptom, da die Zeitbedingungen keine natürlichen Formen der Gefühle zulassen wollen. Die Gefühle können insofern nicht wirklich entfaltet werden, wenn es zu wenige produktive Möglichkeiten gibt, welche die Gefühle im richtigen Sinne bejahen, aufnehmen und integrieren lassen. In der Welt werden die Gefühle eigentlich mehr oder weniger verneint. Gefühle werden meist nur in Form von sinnlichen Emotionen oder sensationellen, sentimentalen Ausdrucksweisen zugelassen. Die Gefühle der Welt sind sehr leidenschaftlich oder ganz einer dunklen Trägheit und Schwere unterlegen. Durch diese leidvolle Verdunkelung und Versinnlichung der natürlichen Gefühle verarmt der Mensch in seinen Beziehungen und in seiner Art des Miteinander-Umgehens, wie auch im Umgang mit der Natur und der allgemeinen Weltensituation. Die Brustwirbelsäule ist aus diesen Gründen ein häufig pathologisches Zentrum, denn es zeigt sich an diesen mittleren Abschnitten die Lebendigkeit und Entwicklung von wirklicher Empfindungs- und Beziehungsfreude. Zu wenig sind die mittleren Regionen entfaltet und zu schwach sind in der Regel die Kräfte dieses rhythmischen Systems, sodass sich der Mensch nicht wirklich aktiv in seinen Beziehungen zur Welt ausrichten kann.

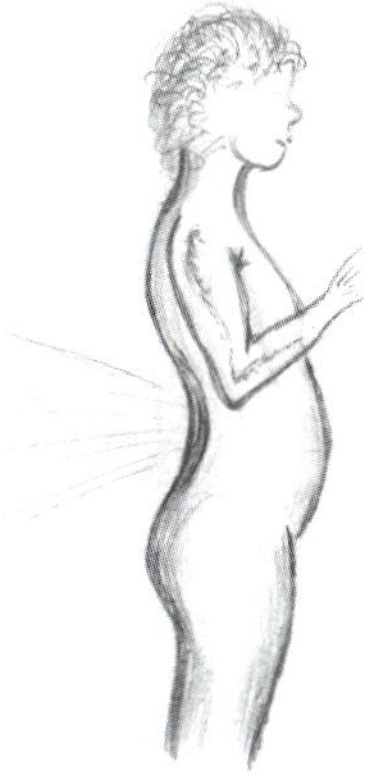

Bei der Lordose, sie wird umgangssprachlich auch als Hohlkreuz bezeichnet, besteht eine Schwächung in der gesamten Wirbelsäule. Sie ist häufig anlagebedingt schon in jungen Jahren sichtbar.

Vielleicht treten jene Bilder in Erinnerung, bei denen Menschen abgebildet werden mit einer Heldenbrust, die als Zeichen des Mutes, als Symbol männlicher Kraft oder Macht angesehen wird. Im weiblichen Sinne findet in der Betonung der Brust die Mütterlichkeit ihren Ausdruck. Meist sind jedoch die betonten Formen, besonders wenn sie als Formen des Selbstbewusstseins gebraucht werden, eher ein Ausdruck von äußerer Überlegenheit, Körperlichkeit oder gar von Sinnlichkeit und Sinnesverhaftung. Sowohl bei der überbetonten männlichen Heldenbrust, als auch bei der zu mütterlich ausgerichteten weiblichen Brust fehlen meistens noch immer die dynamischen Eigenheiten, die die lebendige Beziehungsfreude und das aktive Teilhaben an der empfindsamen Außenwelt darstellen.

Während bei der Kyphose die Verfestigung überwiegt, spiegelt die Lordose eine Tendenz zur Erweichung wider. In späteren Jahren entstehen daraus meistens diverse weitere Krankheitsbilder.

Im richtigen Sinne wollen wir das rhythmische System beleben und jene aktiven Schritte des In-Beziehung-Tretens eingehen, die uns den wahren kosmischen Gefühlen, dem Menschsein und dem Leben näherbringen. Die Gefühle sollten uns auch geordneter entgegenkommen. Sie sollten alles andere als Emotionen und Leidenschaften sein.* Die Gefühle sollten kreative, lebendige Geschöpfe darstellen, sie sollten wahrhaftige Kreationen werden. Das Lebendigwerden in der Brustwirbelsäule ist in diesem Sinne ein wahrer schöpferischer

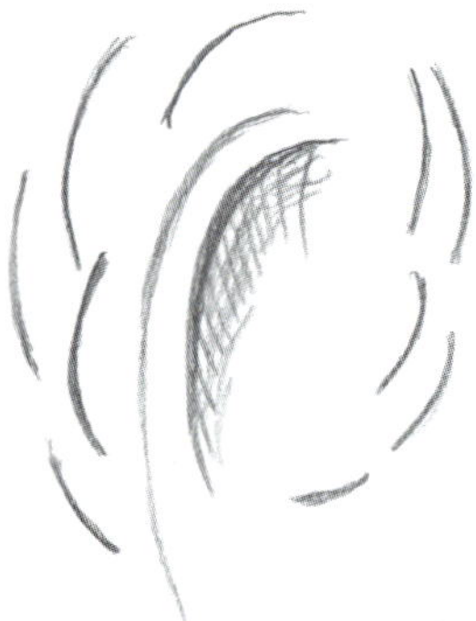

Der Rundrücken, die Kyphose, zeigt ein gewisses Härterwerden der gesamten mittleren Leibessubstanz. Ein zu starkes zentripetales Kräftewirken verdichtet die ursprüngliche Dynamik der ehemals lichtvollen Wirbelsäule.

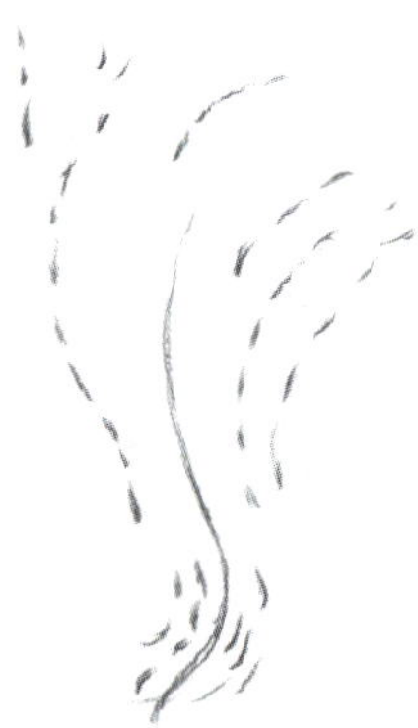

Das Hohlkreuz, die Lordose, gibt nicht nur der Haltung eine gewisse Labilität, sondern nimmt sogar dem Denken und Empfinden ein gesundes Zentrieren hinweg. Allgemein zeigt sich in dieser Haltungsschwäche der Wirbelsäule eine Art Auflösetendenz.

(1) Die Bezeichnung, dass ein System dunkel wird, existiert in der Regel in der Wissenschaft nicht.

Akt aus dem aktiven Anteilnehmen des Individuums an den Mitmenschen und an den verschiedenen Erscheinungen der Welt. Diese Aussage, die ich damit in der einleitenden Phase hereinführe, ist jene, dass sich der Mensch um die kreative Entfaltung von Gefühlen, um Gefühlsbeziehungen, um lebendige Empfindungsbeziehungen, Beziehungen zu der Natur, zu Menschen oder zu Gegenständen bemühen sollte. Dies ist ein sehr wichtiger, gesundheitsförderlicher wie auch ästhetischer Weg hinein in das Leben. Ohne diese innere Aktivierung des schöpferischen Potentials zu der Erschaffung lebendiger Kreationen, das heißt zu wahren Gefühlen, muss der Mensch seelisch ärmer werden und er muss sich den Leidenschaften und äußerlichen Emotionen beugen.

In der Beobachtung der verschiedenen Zeiterscheinungen ergeben sich deutlich Hinweise, dass sowohl beim Mann, als auch bei der Frau, die Krankheiten in der mittleren Zone ständig zunehmen. Sowohl der Brustkrebs oder das sogenannte Mammakarzinom bei der Frau, als auch Lungenkrankheiten wie das Lungenkarzinom oder der Bronchialkrebs beim Mann, sind im Steigen begriffen. Schließlich sind die vielen Herz-Kreislauf-Erkrankungen, die eine der häufigsten Todesursachen beim männlichen Geschlecht darstellen, ebenfalls erwähnenswert.

Das rhythmische System empfängt sehr leicht Krankheiten, denn es ist in seiner Passivität und mangelnden Gefühlsanteilnahme zum Rückzug und zu einem daraus resultierenden Abgeschlossensein und schließlich sogar zum Verdunkeltwerden prädestiniert. Diese eigenartige Rückzugstendenz des rhythmischen Systems, des mittleren, menschlichen, schöpferischen Potentials, besteht darin, dass dieses sich deshalb gegenüber dem Leben aufgibt und die dunklen Kräfte des Lebens zwangsläufig aufnimmt. All jene Regionen, die nicht mehr im richtigen Sinne an einer Entwicklung aktiv teilnehmen, müssen unweigerlich von außen erdrückt und herabgemindert werden. Innerhalb dieser Verdunkelung des Brustwirbelsäulenabschnittes und der dazugehörigen Organe können sich am schnellsten degenerative Kräfte entfalten. (1)

Der Bereich von Yogaübungen, der die meisten von euch beruflich begleitet, bietet eine der besten Möglichkeiten, heilsam und erbauend dahingehend zu wirken, damit jenes Potential, das im Menschen ungenützt brachliegt, wieder neu belebt wird und so der mittlere Mensch zu einem besseren Eingreifen hinein in das Leben findet. Der Lehrer muss jedoch eine genaue Ordnung in seinen Unterrichtsplan bringen, denn es genügt nicht, wenn der Unterricht nur auf eine mechanische Mobilisierung der Brustwirbelsäule abzielt. Es müssen die Werte einer lebendigen Beziehungsaktivierung und die Fähigkeiten zur Bewusstseinsaufnahme und zu einem gezielten Denken und Empfinden gefördert werden.

Auch wenn vielfach die Verformungen der Wirbelsäule nicht mehr vollständig aufgelöst werden können, so ist es in der Regel doch möglich, mit rhythmischen Übungen ein dynamisches Empfinden für die Wirbelsäulenregionen zu entwickeln. Dies fördert immer ein gesundes Gleichgewicht in der Gesamtspannung des Körpers und gleichzeitig ein besseres seelisches Wachwerden.

Es wäre schon ein relativ großer Frevel, wenn der Lehrer einen ganz materiell orientierten Unterricht erschaffen würde und die Brustwirbelsäule nur als physisches Objekt herausgreift, sie ganz innerhalb der physischen Gesetzmäßigkeit interpretiert und schließlich verschiedene Mobilisationstechniken vorschlagen würde.

Das Beziehungsleben neigt auf der einen Seite zu Abkapselung und Verhärtung und auf der anderen Seite zu Unterwürfigkeit und Unselbständigkeit. Diese Formen des Beziehungslebens bringen ganz automatisch entweder Verfestigungstendenzen in der Wirbelsäule oder Erweichungsneigungen hervor.

Günstig ist es, wenn der Lehrer bei sich klar und bewegt erscheint, wenn er die Beziehungsfreude, die Beziehungsaktivierung, die Lebendigkeit der Bewusstseinsmöglichkeit aus dem eigenständigen Ergreifen eines Themas ausstrahlt und dieses auch darstellt. Indem die Lebendigkeit im Lehrer nicht emotional, sondern themenbezogen und beziehungsfreudig mit Leichtigkeit und Würde in den Unterricht hineinstrahlt, führen die Schüler bald die Lernschritte mit einer größeren kreativen Kraft aus. Eine gewisse Lernfreudigkeit zur Aufnahme der Inspiration, die hier vorliegt, wird bei einem Lehrer und auch bei einem Teilnehmer, der in diesem Sinne die Gedanken spirituell pflegen möchte, die Wirbelsäule mit Wärme beleben.

Im gesunden Sinne sollten die Schöpferkräfte, das heißt das menschliche geführte Ich-Bewusstsein, in die mittleren Partien harmonisch eingreifen, und aus diesem entwickelt sich sodann eine aktive Erkraftung der Beziehungsmöglichkeiten und seelischen Kapazitäten.

Die Fähigkeit, auf richtige Weise mit den Mitmenschen und mit dem sozialen Leben in Beziehung zu treten, sollte allgemein durch Übungen angeregt werden, denn die richtige Beziehungsfähigkeit schenkt maßgeblich Verbesserungen für das Immunsystem des Menschen. (2)

(2) Vom Autor wurde zu einem anderen Zeitpunkt die Fähigkeit, Beziehungen aktiv aufzunehmen, mit der Entwicklung der T-Lymphozyten beschrieben. Diese T-Lymphozyten sind zur Immunabwehr von Krebszellen außerordentlich bedeutungsvoll.

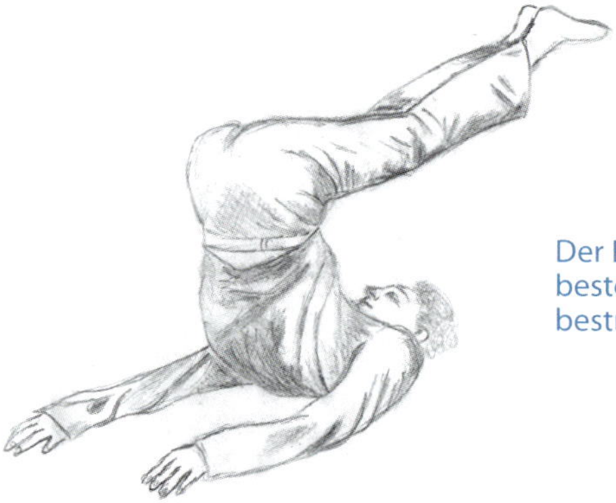

Der Beginn des Schulterstandes kann am besten mit einem leichten Schwung bei bestmöglicher Entspannung erfolgen.

In der Folge können wir nun einige Übungen praktizieren. Ein Beispiel für die Lebendigkeit der Brustwirbelsäule finden wir im Schulterstand, *sarvāṅgāsana*. Diese Stellung wirkt anmutig und lebendig und lässt, wenn die Ausführung richtig gewählt ist, die Dynamik der Brustwirbelsäule erkennen. Tatsächlich ist es die Beweglichkeit der Brustwirbelsäule, die maßgeblich diese Stellung in ihr sogenanntes ätherisches Fließen, in ihr leichtes Hochfließen führt. Der Schulterstand sollte nicht streng aufgerichtet sein, sondern durch ein sehr leichtes, fast schwebendes Fließen in die angenehme, gerade und vertikale Form emporgleiten. Der Schulterstand ist gewissermaßen vergleichbar mit einer Pflanze, die sich im feinsten Aufgerichtetsein der Lebensströme wiegt.

Die Arme zentrieren sich enger und der Rücken wird nach und nach aufgerichtet. Er wird aus der Brustwirbelsäule bewusst nach oben gehoben. Gleichzeitig dynamisieren sich die Schulterblätter näher zusammen.

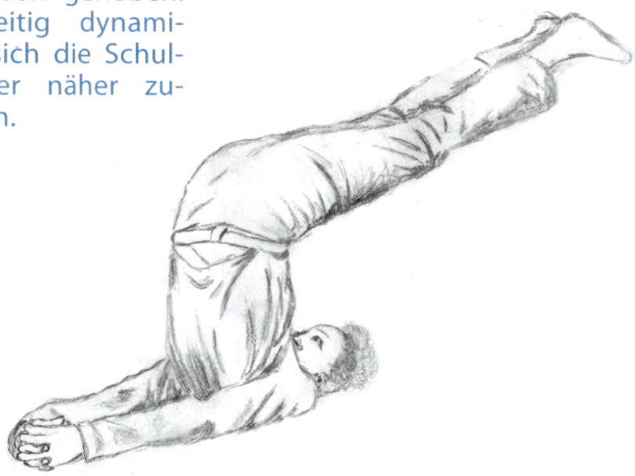

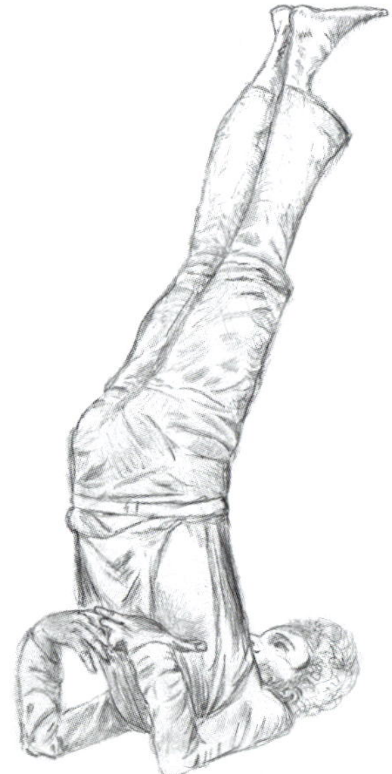

Die Zentrierung erfolgt weiterhin in der Brustwirbelsäule mit dynamisierten Schulterblättern, die Arme unterstützen mit möglichst eng gewählter Geste den Rücken.

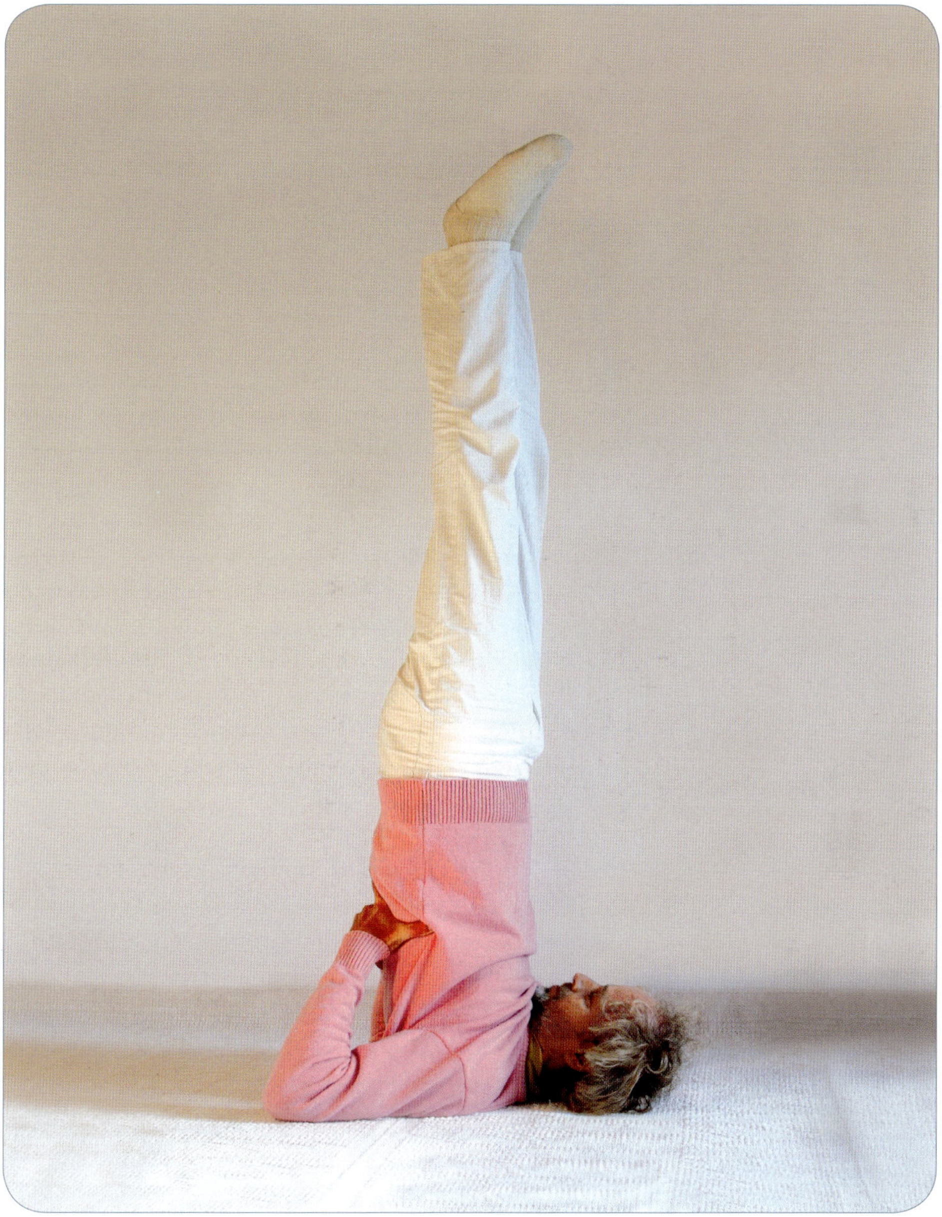

sarvāṅgāsana, der Schulterstand

Der Sanskritname *sarvāṅgāsana* bedeutet „die Stellung aller Glieder".
Auf harmonische Weise befindet sich der Körper in einer aus der Mitte hochstrebenden Aufrichtekraft. Der Kopf und der Nacken bleiben entspannt, die Arme leicht stützend, ruhig und die Beine setzen entspannt die Dynamik auf fließende Weise fort.

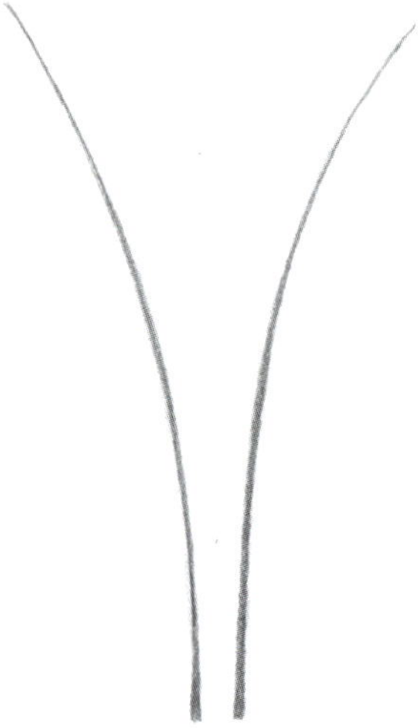

Der auf diese Weise entwickelte Schulterstand wirkt wie ein offenes und gleichzeitig dynamisiertes Gefäß.

Das Bild der Übung beschreibt ein inneres Lebendigsein, das tatsächlich in der Brustwirbelsäule seinen somatischen Ausgang nimmt. Auf der bloßen Körperebene können die Teilnehmer nicht zu dem ätherischen, leichten Fließen gelangen, denn dieses leichte Aufgerichtetsein entsteht mehr durch die innere Lebendigkeit, die durch ein Interesse und ein Feingefühl in der Seele entstehen kann. Wie können wir dieses Interesse und bewusste Wahrnehmen, dieses bewusste Sehen und Erkennen in den Unterricht hineinführen?

Die Antwort, dass der Teilnehmer als Erstes seine Brustwirbelsäule erspüren und sie in den verschiedenen Stellungen erfühlen müsste, ist vielleicht eine kleine Teilantwort. Wenn der Yogalehrer aber gemäß der rein körperlichen Prinzipien und körperlichen Wahrnehmungsprozesse unterrichtet, dann führt diese spürende Ausführung einerseits zu einer gesteigerten Sensibilität, aber andererseits fehlt noch der Gedanke, die Vision, die eine Perspektive für die Zukunft eröffnen können. Es ist für die Anregung und Aktivierung des inneren Potentials wichtig, dass die wahrnehmende und spürende Fähigkeit des Menschen durch klare Gedanken und durch eine klar angeregte Führung der Erkenntnissuche motiviert wird und auch aus dem Subjektiven in das Objektive führt.

Gewöhnlich denkt man, dass man vom Körper aus das seelische Empfinden erreicht. Hier wird aber davon ausgegangen, dass das Seelische das Körperliche motiviert. Das Feinere wird vor das Gröbere gestellt.

Die heute übliche, aber sehr intellektuelle Schlussfolgerung ist diejenige, dass beispielsweise die Menschen, die in den Gefühlen eingeschnürt sind, die äußere Umgebung, die Erziehungsverhältnisse oder die weltlichen Umstände dafür verantwortlich machen. Sie scheinen in der Kindheit, in der Jugend oder allgemein im bisherigen Lebenslauf schwer belastet gewesen zu sein und können in Folge dieser vielen tragischen Schicksalsschläge ihre Gefühle nicht mehr zeigen, das heißt, ihr mittlerer Organismus ist eingeschnürt. Die Psychoanalyse will durch entsprechende Methoden, die zwar grundsätzlich nicht verkehrt sind, diese schweren Traumen bewusst machen und auflösen. Innerhalb der Psyche und den Möglichkeiten der Psyche können viele Bewusstseinsvorgänge und Bewusstseinserkenntnisse eintreten. Nach den Erfahrungen der neuen Yogaempfindung (3) ist es aber günstig, wenn man nicht nur bei den persönlichen Selbstanalysen stehenbleibt und dort die Lösungen versucht zu finden. Der hier vorgeschlagene Weg will trotz der bestehenden Gefühlseinschnürungen und

(3) Der Begriff der *neuen Yogaempfindung* ist im Anhang erklärt.

manifest gewordenen Blockaden das menschliche schöpferische Potential zur künstlerischen Yogagestaltung anregen und beispielsweise den ästhetischen Sinn der Übung hervorheben. Je mehr sich jemand für die Ästhetik, die eine Übung ermöglichen kann, begeistert, desto mehr entwickelt er automatisch ein Interesse für neue Lebensschritte und verlässt auf dieser Grundlage leichter seinen alten überladenen und eingeschnürten Körper. Er kann sich aus Bindungen befreien. Die Brustwirbelsäule benötigt nämlich zu ihrer Gesunderhaltung den Zufluss von neuen Perspektiven, neuen Erlebensformen, höheren Idealen des Lebens und möchte auf diese Weise sich selbst in der Dynamik verjüngen.

Man könnte glauben, dass die Menschen wichtige Entwicklungsschritte, die zu einem höheren, klareren Bewusstsein geführt hätten, nicht leisten konnten. Jene Schöpferkräfte, die in der Brustwirbelsäule angelegt sind, die geheimnisvoll auf ihre empfindsame, kräftigende und kreative Ausstrahlung warten, wären unzureichend entwickelt worden. Aber gerade in der Brustwirbelsäule liegt jene Möglichkeit, diese bisher nicht entwickelten Schöpferkräfte wieder neu zu aktivieren. (4) Mögen es die gesellschaftlichen, sozialen oder politischen Umstände gewesen sein, die die Entwicklung herablähmten, oder mögen es vielleicht ungünstige Verhältnisse in der Kindeserziehung durch die mangelnde Fürsorge der Eltern gewesen sein. Viele äußere Umstände zusammen wirken meist auf ein Leben. Die Tatsache jedoch ist immer die gleiche: Es konnten bisher wesentliche und wichtigste Entwicklungsprozesse nicht eintreten. Es konnte der Mensch zu seinem wahreren Menschsein nicht aufsteigen. In diesem Yoga aber soll das menschliche Dasein nicht von den äußeren Umständen abhängig sein, sondern es soll jene Anregung zu einem möglichen authentischen Ich-Gefühl eintreten. Jeder einzelne Mensch, gleich welches Schicksal ihn bisher begleitete, kann durch die Begabung mit einem Ich-Gefühl seine Beziehungsverhältnisse neu beleben, neu ausformen und schließlich in eine idealere und wünschenswertere Richtung führen.

Innerhalb der Lehre des Geistes sowie in der Lehre der Reinkarnation und Wiedergeburt, der Präexistenz der Seele und des damit immer wiederkehrenden Menschen (5) ist es tatsächlich falsch, wenn ein psychisch schwer belasteter Mensch

(4) *Schöpferkräfte* sind jene feinsten Substanzen, die durch Gedanken zu neuen Visionen und Perspektiven führen können. Ein typisches Beispiel für allgemeine Schöpferkräfte ist das Licht selbst. Das Licht besitzt in sich jene Kräfte, die eine Pflanze zum Gedeihen bringen können. So sind es auch die Gedanken im Menschen, die in sich die Kraft beherbergen, eine neue Dimension oder ein neues Ideal in die Geburt zu führen. Die Schöpferkräfte sind in diesem Sinne dem Ich-Selbst des Menschen unterstellt, beziehungsweise ist das Ich-Selbst die Kraft, die schaffend wirkt.

(5) Hier in diesen Vorträgen wird davon ausgegangen, dass der Mensch ein wiederholtes Erdenleben besitzt. Der Autor teilt den theologischen Standpunkt, der im Westen weit verbreitet ist, nicht. Das Ich oder das Selbst des Menschen ist dabei die wesentlichste Trägerkraft, die bereits vor der Geburt des Menschen existiert und sich immer wieder durch verschiedene Inkarnationen mit der Entwicklung des Erdendaseins verbindet.

über sich klagt, er hätte aufgrund von schicksalshaften Faktoren niemals sein Inneres entwickeln können. Damit die Authentizität einer Persönlichkeit im klaren und wahren Sinne erreicht wird, muss das Eingeständnis erfolgen, dass es im Allerinnersten der Seele gewollt war, jene Position und jene Kondition, die der aktuell gegebenen Wirklichkeit entspricht, zu erreichen. Wir sind tatsächlich in der Seele jener, der wir aufgrund des bisherigen Lebens geworden sind. Wenngleich äußere Lasten auf den Schultern schwer zu tragen sind, so sind wir es doch selbst in unserem ureigensten Wesen, in unserem ureigenstem Willen, die wir für diese genaue Situation verantwortlich sind. So sind wir nun, wenn man diese Tatsache weiterdenkt, auch selbst für die Zukunft verantwortlich. Durch ein authentisches Selbstempfinden lassen sich hoffnungsvolle und bessere Entscheidungen für die Zukunft treffen. Eine Mühe um höhere Ideale und um deren Realisierung wird sich in jedem Falle lohnen.

Der Rhythmus und die Brustwirbelsäule stehen in einem direkten Zusammenhang. So wie eine lichte Gedanken- und Empfindungsweite die Atmung und das Herz entspannen, so richtet sich auch unsere Wirbelsäule wieder entgegen der Schwere auf, wenn seelische Inhalte neue Perspektiven eröffnen.

Eine authentische Persönlichkeit lebt durch sich selbst im Wissen, dass das Selbst durch die Kraft der eigenständig erworbenen Urteilsfähigkeit geboren ist. Aber es ist kein Wissen in wirklicher Bewusstheit, wenn ein Mensch heute sagt, es sei in Folge seiner schwierigen Vater-, Mutter- oder Eheverhältnisse, oder seiner erhaltenen Erziehungsbedingungen oder seines sozialen Standes unmöglich, ein zukünftiges Ideal aufzubauen. Jeder Mensch kann Ideale denkend erschaffen, kreativ erwerben und schließlich langsam in die Tat umsetzen.

Die Psychotherapie und die Psychoanalyse können eventuell auf einer psychischen Ebene eine Klärung mancher Umstände oder schwierigen Verhältnisse herbeileiten. Die Beschäftigung mit Yoga ermöglicht im weiteren Verlauf schließlich eine Entwicklung von neuen Idealen und kreativen Übungsansätzen.

Es ist deshalb wichtig, zu sehen, wie wir zeitbedingt durch die Umstände Versäumnisse erlebt haben. Und es ist weiterhin wichtig, zu einem klaren, gegenwärtigen und mutigen Bewusstsein durchzudringen, damit schließlich eine erste gesunde, positive Beziehungsrichtung im Sinne des seelischen und möglichen zu realisierenden Potentials beginnt. Wir wollen sehen, wie wir uns selbst in Folge der Umstände, in Folge von Schwäche oder Einschnürungen in den Gefühlen herab-

Das Wirken der Kräfte am Menschen

Das erste Bild zeigt, wie lichte Kräfte die Brustwirbelsäule erreichen und aus der Einschnürung und Spannung förmlich emporheben. Diese lichten Kräfte werden durch eigene sinnvolle Entscheidungen, durch Ideale, die der Einzelne verwirklichen möchte, und durch Interesse und Freude an Themeninhalten, an den Mitmenschen und an sozialen Fragen aktiviert.

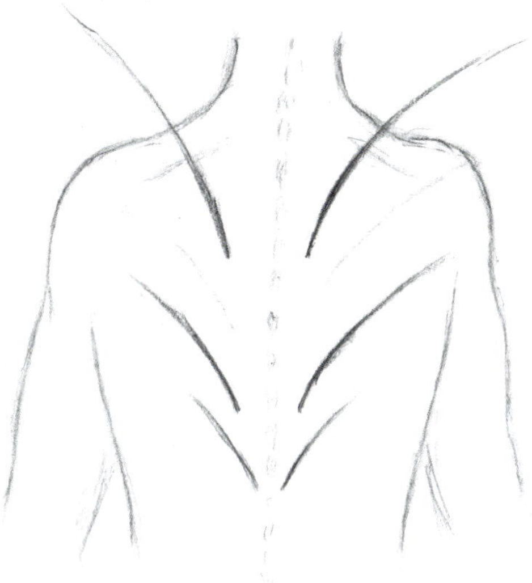

Zentripetale und zentrifugale Kräfte halten sich die Waage.

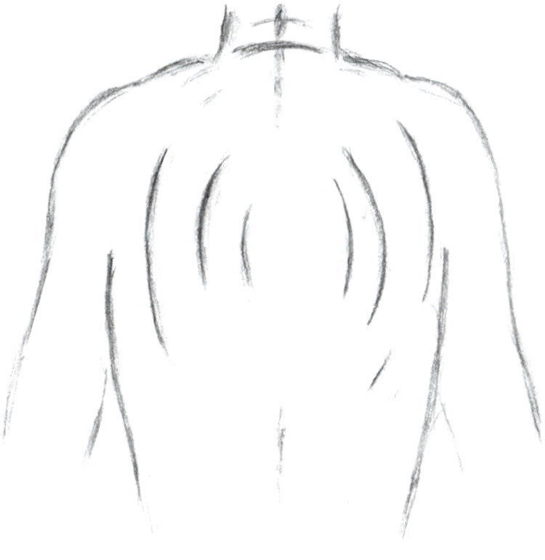

Das rhythmische Innen- und Außenzirkulieren ist nicht mehr gewährt.

Manchmal sind Menschen so sehr erschöpft, ein Umstand, der heute sehr häufig ist, dass auf dieser Grundlage nur noch sehr schwer eine Beziehungsaufnahme nach außen möglich ist. Dennoch aber wäre es wichtig, dass man niemals aus den sozialen und beziehungsmöglichen Verhältnissen herausfällt. Hier zeigt das Bild, wie die Einschnürungen vom Menschen Besitz ergreifen und somit die lichte Durchdringung des mittleren Menschen nicht mehr ermöglichen. In jedem Falle sollte bei dieser Kondition eine möglichst große Förderleistung für seelische und geistige Entwicklungsperspektiven gesetzt werden.

gelähmt und verfestigt haben. Wir wollen gleichzeitig aber sehen, dass wir jeden Augenblick, jede Minute die Möglichkeit besitzen, die Aktivierung des Aufstieges und Lernens zu beginnen. Ein Selbst ist in jeder Minute und in jedem Augenblick eine vom Geiste entflammende Realität.

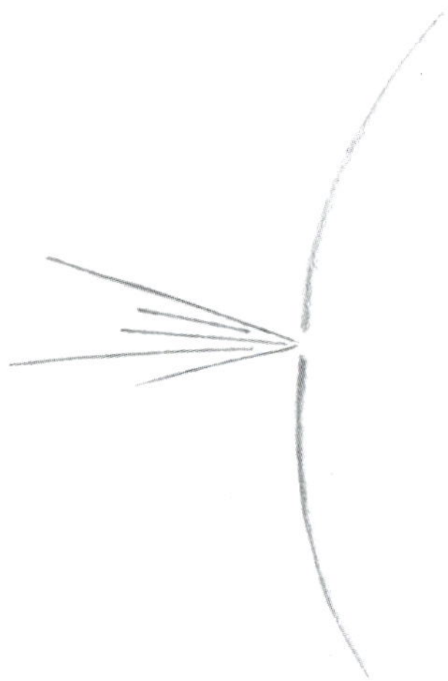

Zentrierung im Rücken und Weite im Außen

Das imaginative Bild zur Übung: „Das kosmische Empfinden für die räumliche Ausdehnung".

Es ist deshalb günstig, wenn wir den naturgemäßen Antrieb und die Ambition zur Übung stärken, die natürlichen ästhetischen Qualitäten hervorheben und dadurch mit Interesse den Unterricht beleben, damit dieses Interesse eine Art begeisternde Feuerkraft wird. Wir bringen uns selbst aktiv in Beziehung zu bestimmten Gedanken und Inhalten. Mit dieser Bemühung wäre bereits die Brustwirbelsäule in die Verlebendigung geführt. Die rechte Aktivität ohne Zwang führt das Feuer in die Mitte des Menschen hinein. Mit diesen Inhalten, mit dieser schöpferischen Aktivität führt man gesündere Gefühle in einen Unterricht. Es wird dasjenige, welches sich zur Degeneration, zur Einschnürung konsolidieren möchte, plötzlich aus der festen Verankerung gerissen. Der Feuerfunke eines möglichen Potentials beginnt bereits mit unserem persönlichen Gewahrsein, mit unseren lebendigen Worten und unserer freudigen Sicht zu neuen Zukunftsperspektiven aufzusteigen.

Die häufige Frage nach der Mitte des Menschen kann sich wohl nur dann beantworten, wenn eine zunehmende Wahrnehmung zu dem Begriff des Selbst oder des Ich im Menschsein entsteht. Dieses Ich besitzt ein Tier, eine Pflanze oder ein materieller Gegenstand nicht.

Es ist einerlei, wie wir nun die Aktivierung herbeileiten; ob wir sie mit einer manuellen Korrektur herbeileiten, indem wir die Hand auf die Brustwirbelsäule auflegen und auf sanfte Weise die Aktivierung zu einem Hochfließen stärken, oder ob wir in Worten und mit Anregungen die Stellung unterstützen. Es ist einerlei, wenn wir den Grundgedanken der Beziehungsaktivierung durch das Ich-Selbst und das Authentischwerden im Ich-Selbst verstehen, denn wir werden aus einer lebendigen Beziehungs- und Interessensführung ein Feuer entzünden.

Was ist ein authentisches Selbstempfinden ? Ein Selbstempfinden entsteht wohl dann, wenn sich das einzelne individuelle Ich innerhalb einer Gemeinschaft, innerhalb eines sozialen Umstandes oder auch innerhalb verschiedener natürlicher Bedingungen erfährt. Für ein Selbstempfinden benötigt der Mensch die Grundlage des In-Beziehung-Seins zu anderen.

Das kosmische Empfinden für die räumliche Ausdehnung

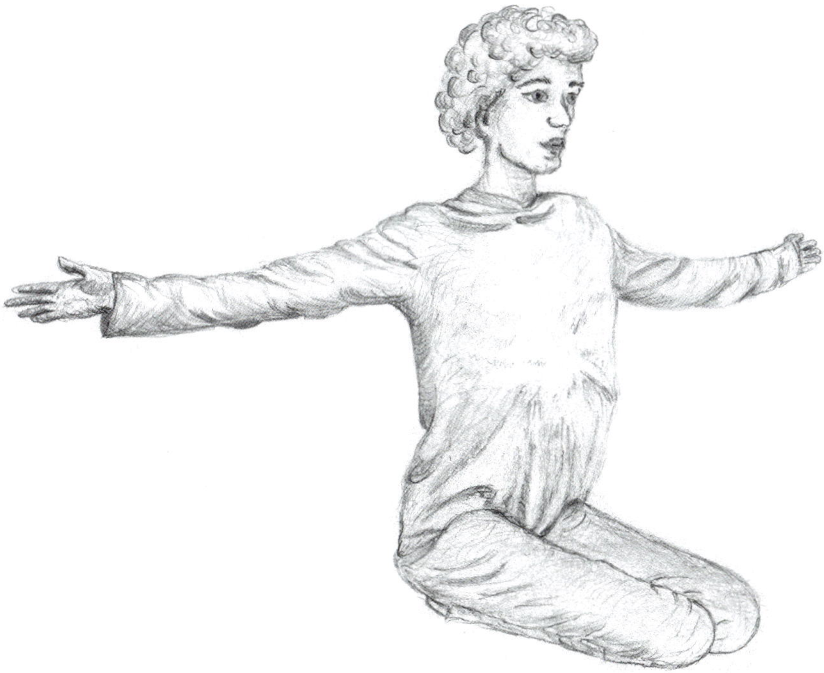

Indem jemand in einer einfachen Sitzhaltung die Arme horizontal und seitlich ausdehnt und sich dabei sanft aus der Mitte aufrichtet, erspürt er den Raum vor seinen Augen in einer natürlichen Weite.
Er kann auf diese Weise eine Art kosmische Empfindung für die räumliche Weite und Ausdehnung erfahren. Die sanfte Bewegung, die in der Brustwirbelsäule stattfindet, bewirkt dabei rückwirkend ein natürliches Empfinden über den eigenen Körper, der ein Teil des gesamten Kosmos ist.

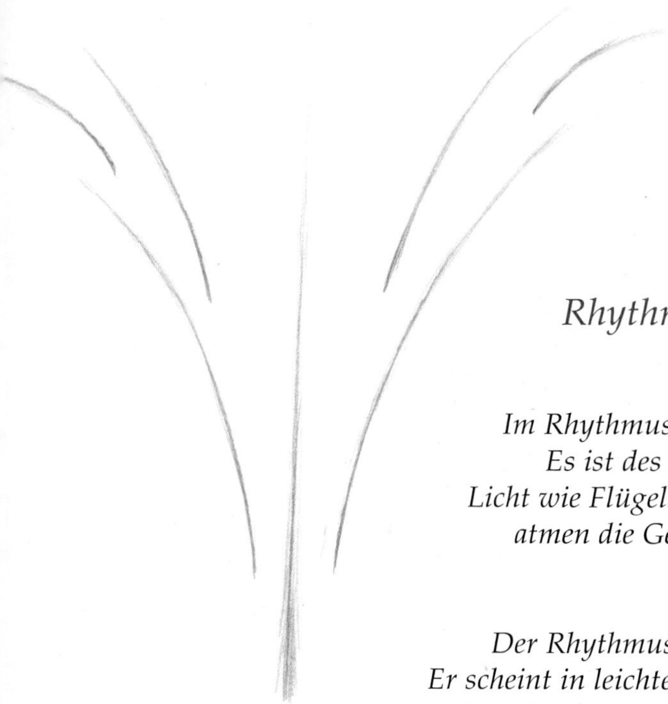

Rhythmus bewirkt Freiheit

Im Rhythmus ist das Bewusstsein getragen.
Es ist des Astralleibes irdisches Sein.
Licht wie Flügelschläge, schwebend in den Lüften
atmen die Gedanken über Leib und Leben.

Der Rhythmus ist ein Atem der Innerlichkeit.
Er scheint in leichten, unhörbaren Herzensberührungen
jenseits, frei von seinem misslichen Konkurrenten.
Das ist das ergreifende Selbst, saṅgātman.

Dieses vergängliche Selbst, saṅgātman, weicht der Liebe.
Das ist das prema, jenseits aller Weltverhaftung.
Der Wohnsitz liegt im innersten Herzensgrund.
Sein Atem ist ein unhörbarer Götterklang.

Im Atem und Herzen walten die Gefühle.
Sie erheben geschmeidig und grazil die Brust.
Die intellektuelle Schwere des grübelnden Kopfes
weicht den melodiösen Klängen rhythmischer Mitte.

Die Gefühle verströmen bis in die zarten Schultern,
sind lebendige Kreationen, umkleidend, lieblich.
Aufsteigende nervöse Unruhen weichen ihrem Sein.
Heilend ist aller Rhythmus, aus der Mitte fühlend.

Rhythmische Übungsgestaltung durch Inhalte

Arco, den 12.10.2005

Es sollen durch diese *āsana*-Stunde mehrere Anregungen in Bezug zur persönlichen Übungspraxisgestaltung und auch zur Unterrichtsgestaltung gegeben werden. Die Worte sind für Schüler und Lehrer gleichermaßen gesprochen. Dabei vereinigen sich diese beiden Fachgebiete, der Unterricht wie auch die persönliche Praxis. Die persönliche Praxis, die wir hier einstudieren, sollte natürlich den Unterricht beleben und sollte verschiedene andere Lebensgebiete förderlich in der Entwicklung stützen. Was wir in diesen Tagen an Seelenübungen, Körperübungen oder anderweitigen Betrachtungen, inhaltlichen oder philosophischen Auseinandersetzungen praktizieren, soll uns zu einem lebendigen, lebenskräftigen Element werden, das wir schließlich auf verschiedensten Gebieten einsetzen können.

Die Aufrichtung oder das Eingesunkensein der Brustwirbelsäule steht in einem Zusammenhang zur Aufmerksamkeit und Empathiefähigkeit gegenüber den Mitmenschen.

Der Yoga-Unterricht ist bezeichnend für eine Umsetzung von bestimmten Gedankeninhalten innerhalb der unmittelbaren Übungspraxis. Es ist die Umsetzung aber auch in den verschiedensten Fachgebieten und Lebensverhältnissen möglich, denn in allen Bereichen müssen wir von den gleichen Grundlagen, namentlich einer Schulung des Denkens, Fühlens und Willens, ausgehen. Die Grundlage ist diejenige, dass wir beispielsweise einen gedanklich erworbenen Inhalt selbständig entwickeln und entfalten können. Normalerweise gibt die Welt dem Menschen nur passive Inhalte vor, das heißt, das Gedächtnis wird von Wortformeln und von bestimmten moralisierenden Leitsätzen und Leitfäden, von Propagandaideen und Wirtschaftsinteressen, die das menschliche Verhalten passiv lenken, wie im Marionettenspiel geführt. Dass wir uns selbst aber mit höheren Gedanken, ästhetischen Inhalten oder besonderen Expressionen und Impressionen des geistigen Daseins auseinandersetzen, uns selbst in Beziehung bringen und die Beziehungsverhältnisse sachlich und personal erfüllen, selbständig sogar mutig wagen, jene höheren Inhalte auf forschende, neue Weise in das Leben hineinzubringen und sie denkend erkraften zu lassen, ist eigentlich etwas sehr Sel-

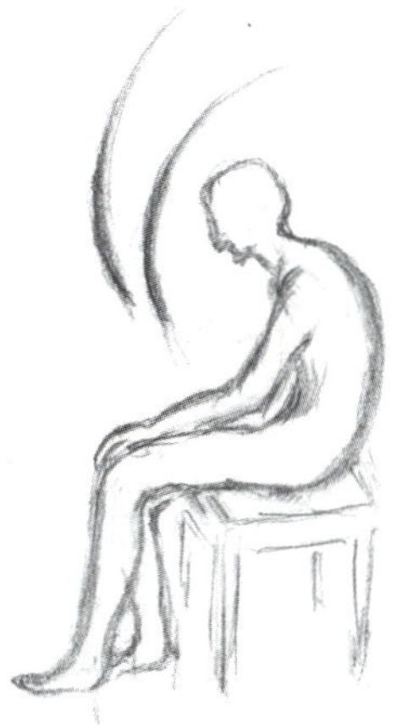

Scheinbar bequemes Sitzen in der Gewohnheit.

tenes. Gerade aber dieser Weg, wie er hier verstanden wird, ist nicht ein Weg, dem man nur passiv nach Konzepten folgt, sondern den man aktiv denkend und gestaltend hinein in das Leben führen soll. Mit diesem Yoga wird deshalb das Individuum in seinen eigenen Möglichkeiten der Auseinandersetzung angesprochen. Zu verwechseln ist die individuelle Aktivität deshalb nicht mit missionierender Tätigkeit, also nicht damit, dass man dem anderen etwas aufzwingt. Vielmehr entspricht es jenem Weg, dass man Inhalte auf eine Weise vorgibt und ausgestaltet, sodass der andere durch den Inhalt gewissermaßen Freude und Lebendigkeit erfahren kann.

Warum ist es oft im gesellschaftlichen, menschlichen, kameradschaftlichen Miteinander so trostlos und öde? Eine der pauschalen Antworten hier auf diese Frage ist, dass man in der Regel nicht mehr höhere Interessen und geeignete Inhalte denken, sich nicht mehr mit wahrer und sinnlich freier Heiterkeit miteinander austauschen und Interessengebiete nicht mehr mit erbauender, sozialer Ausrichtung leben kann, da man keine würdigen und wahren Inhalte mehr hat und von dem Entertainment, von den Programmen der Welt abhängig ist. Dasjenige, was die Propaganda der Welt dem Bürger präsentiert, ist nicht unbedingt sehr fortschrittlich für das Seelenleben.

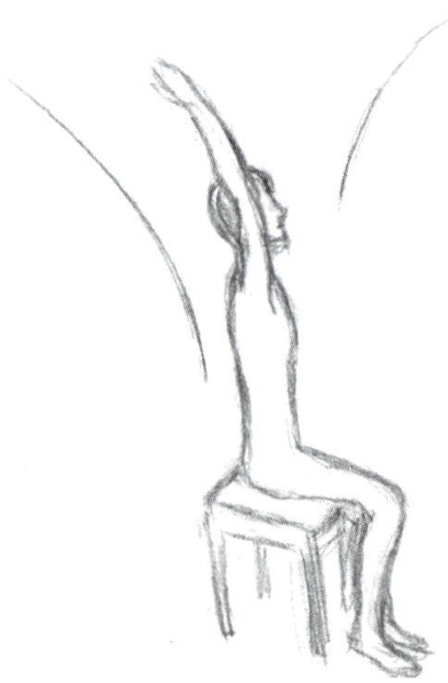

Eine aufgerichtete Sitzhaltung kann auch als spontane Geste in den Arbeitspausen erfolgen.

In die *āsana*-Übung geben wir einen gedanklich erfassbaren, ausgearbeiteten, von Imagination oder Geisterkenntnis getragenen Inhalt hinein. Wir wollen mit den ausgearbeiteten Gedanken die Empfindungen auf eine intensivere Weise schulen und ein Gefühl des Bewusstseins im richtigen Verhältnis zur Sache entwickeln. Es soll durch die *āsana* eine Verlebendigung des Seelenlebens, des Denkens, Fühlens und Wollens, geschehen. Es soll ein heiterer, würdiger Aufbau stattfinden, der das Innenleben beschwingt, stärkt und von innen das Seelische kräftigt.

An einem Beispiel lässt sich das bisherig Gesagte leichter nachvollziehen. Wir gehen nun zur Praxis über und werden den Schulterstand ausführen und beginnen zunächst mit einer Vorübung, das Hochwachsen aus der Bauchlage.

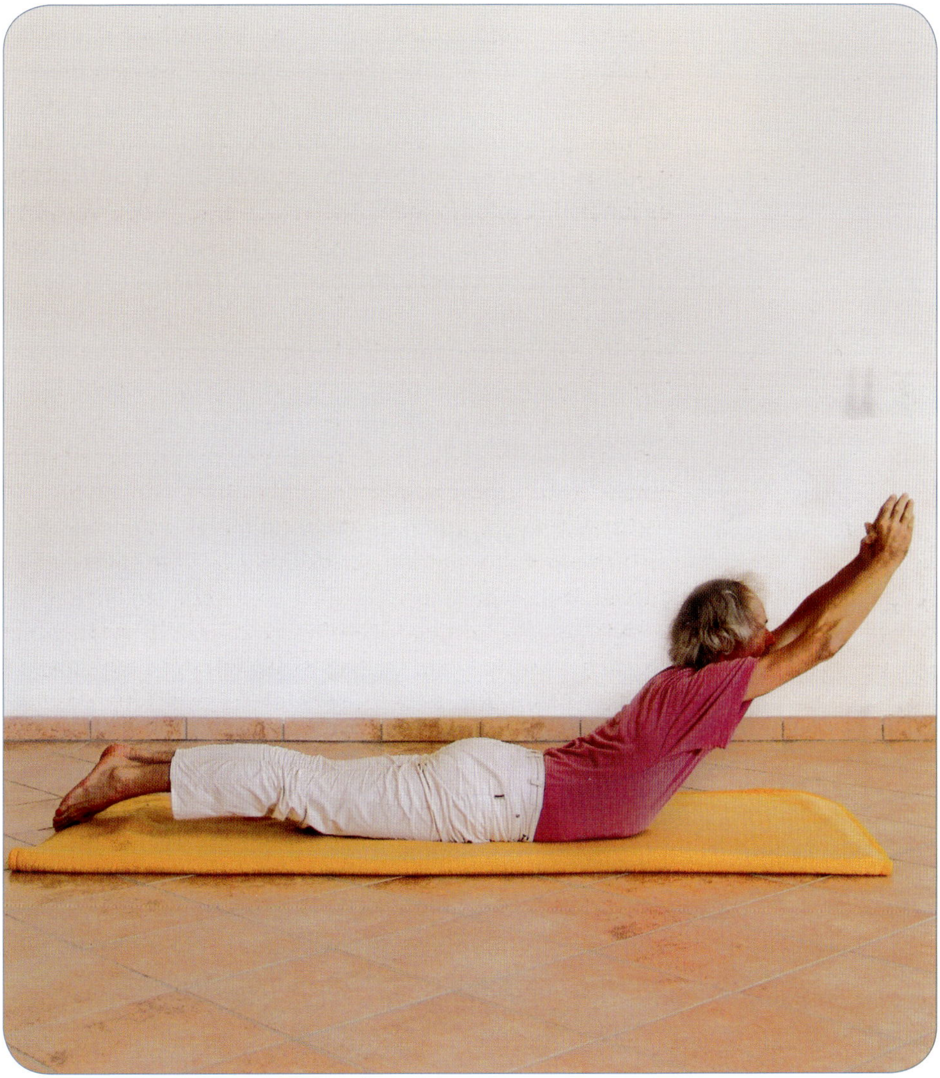

Das Hochwachsen aus der Bauchlage

Wenn ihr mit mir gemeinsam praktiziert, ist gewissermaßen immer ein Inhalt in imaginativer Weise gegeben, es ist eine Führung der Gedanken gegeben, es ist eine für das Bewusstsein bestehende Anleitung wirksam. Es ist aber dennoch notwendig, dass ihr nicht einfach bei einer rezeptiven Teilhabe ohne eigenes Kontemplieren stehen bleibt, sondern es muss das Denken schon eigenständig in eine bestimmte Richtung erfolgen, das heißt, es muss von euch, wenn ihr eine Übung ausführt, auch eine entsprechende eigene Teilhabe, ein eigener Gedankensinn entwickelt werden. Diese empathische, produktive, wachere individuelle Gegenwart und selbständige Zielorientierung ist notwendig, da sonst das eigene Ich nicht richtig in die Betätigung kommt. Das Ich möchte sich nicht bloß passiv einer Sache anschließen, sondern es möchte in eine aktive, mitdenkende und mitfühlende Führung hineinkommen. Das eigene Ich möchte eine Führung über die Sicht und Wahrnehmung zum Gedanken entwickeln, es möchte in der gefühlshaften Teilhabe gestaltend eingreifen. Nicht durch eine Unsumme von Formeln möchte die Seele geführt werden, sondern sie möchte selbst tätig sein und das Leben meistern. Dazu müssen das Denken, das Fühlen und der Wille auch eine freie Entfaltungskraft in ihrem geistigen Eingliedern gewinnen. Diese Freiheit über das regsame aktive Bewusstsein braucht der Mensch. Diese Freiheit wird aber geradewegs in unserer Kultur dem Menschen am wenigsten eingeräumt, weil er am meisten von Wortformeln und Verhaltensweisen wie eingedeckt wird. Er hat eigentlich nur sehr bedingte Möglichkeiten zur freien Entfaltung. Eine freie Entfaltung des Seelischen ist für uns zur Selbsterziehung und Selbstpädagogik (6) notwendig. Erst auf dieser Grundlage des pädagogischen Miteinanders und zwangfreien Denkens, welches aktiv erarbeitet wird, gelingt es dem Menschen, dass er Interessengebiete aufsucht und Inhalte in das Leben hineinbringt. (7)

(6) Die beiden Begriffe *Selbsterziehung* und *Selbstpädagogik* sollen nicht zu einem Glauben verleiten, man müsse immer bei sich selbst bleiben, sondern sie beschreiben vielmehr, dass das menschliche Selbst tätig sein soll. Dieses wird aber erst dann richtig tätig, wenn es in Beziehung zu anderen erlebt wird. Das Selbst wird am meisten im eigenen Persönlichen erfassbar und erfahrbar, wenn das soziale Leben und die Mitmenschen bewusst beachtet und mit Interesse wahrgenommen werden.

(7) Je mehr Zwang, Observanzen oder Glaubensformeln dem Menschen aufgezwungen werden, desto mehr verliert er das Interesse an Inhalten und beginnt, sich insgeheim gegen die überkommende Autorität zu wehren. Der Yoga, wie er hier verstanden wird, wählt konkrete Gedanken, aber bringt sie in einen freien Beziehungszusammenhang.

Beginnen wir also mit der Vorübung, das Hochwachsen aus der Bauchlage. Wir nehmen die Bauchlage ein, die Beine bleiben geschlossen, die Arme bewegen sich nach vorne über den Kopf. Zunächst bleibt der Körper noch ruhig, entspannt. Mit einem kräftigen Impuls werden nun die Arme, der Kopf und die Schultern so hoch wie möglich nach oben angehoben, während die Beine noch am Boden aufliegen. Der Rücken sollte sich dabei leicht in die Länge ausdehnen und gleichzeitig nach unten zusammenziehen. Diese Stellung ist sehr anstrengend und sie wird anfangs nur sehr kurz in der Endphase gehalten werden können. Eventuell können die Arme aber nach der Flanke hin verschiedene Variationen ausführen. Eine Haltezeit von 15 Sekunden sollte man sich jedoch auch am Beginn des Übens vornehmen.

Als nächstes praktizieren wir den Schulterstand, *sarvāṅgāsana,* (Bild S. 17) noch ohne Inhalt auf rein körperliche Weise (siehe Beschreibung auf S. 16 oder S. 88). Für die zweite Ausführung von *sarvāṅgāsana* gehen wir in der Art der seelischen Aktivität, und zwar speziell der Art der Konzentrationsbildung, weiter. Ich setze zunächst einen Gedanken, der eure Aufmerksamkeit beansprucht. Ich gebe euch also einen Inhalt vor, der etwas ungewöhnlich ist. Beim Schulterstand seht ihr die Beine umgekehrt. Diese Betrachtung, diese Aufmerksamkeit auf die Beine soll unser gedanklicher Inhalt sein. Begeben wir uns in die Stellung, betrachten wir auf diese Weise die Beine und stellen wir fest, dass wir tatsächlich die Beine umgekehrt nach oben strebend sehen. (8)

(8) Die Zentrierung zum Herzen im Schulterstand schenkt eine Empfindung von Ruhe und Innerlichkeit. Dies wirkt befreiend und kräftigend vor allem auf das gesamte rhythmische System im Atem- und Herzprozess.

Auf diese Weise nähern wir uns einem Inhalt an, der sehr ungewöhnlich ist. Wir bilden eine außerordentliche Bewusstheit für das Verhältnis der Beine heran. Normalerweise denkt man nicht an die Beine. Ab jenem Moment aber, ab dem wir uns der Sache annähern, indem wir uns bewusst, gedankenbildend, bewusstseinsinhaltlich, das heißt bis in die Empfindung hinein auseinandersetzen, rufen wir infolge der Übung die ungewöhnliche Wahrnehmung in die bewusste Existenz, in die Gegenwärtigkeit. Der erste Schritt hierzu ist, den äußeren Gegenstand wahrzunehmen, und das bedeutet im Falle des Schulterstandes, die Beine wahrzunehmen. Der zweite Schritt aber ist es, dass nun ein Gedanke, ein sogenannter imaginativer oder spiritueller Gedanke, zu den Beinen gedacht wird. Man muss sich wirklich nun in den spirituellen Gedanken hineinwagen, in solch einen Gedanken, den ich auf diese Weise ausspreche.

Indem wir unsere Beine betrachten, betrachten wir gewissermaßen die Ätherkraft des Herzens, nur wissen wir das nicht. Wir betrachten die Ätherkraft des Herzens. (9) Wenn die Beine hochstreben, sehen wir einen sehr sensitiven Ausdruck dafür, wie das Herz ausgerichtet ist, wie das Herz zugehörig zu dem

(9) Im Yoga und anderen östlichen Philosophien wird die *Ätherkraft* allgemein gewöhnlich als *prāṇa* bezeichnet. Sie ist mit dem Element Wasser verwandt, durchströmt den Körper, fließt aus und sammelt sich wieder in unsichtbaren Energiebahnen und -zentren. In Verbindung mit dem physischen Leib spricht man deswegen auch vom Ätherleib. Diese Terminologie hat jedoch nichts zu tun mit dem Begriff des „Äthers", wie ihn die Physik kennt.

Gesamten in der Mitte pulsiert und waltet. So ist diese Betrachtung, die wir untertags auf unsere Beine haben, nicht gerade großartig, da die Beine unten sind und der Kopf oben ist. Aber in der Übung *sarvāṅgāsana* ist der Kopf plötzlich unten, und wir sehen, wie die Beine nach oben streben. Sie streben geradewegs in einer Aufrichtedynamik nach oben, vielleicht mehr noch unter Anstrengung, aber sie streben nach oben, sie werden zum Hochstreben geführt. Und wer nun seine Beine betrachtet, sieht gewissermaßen sein inneres Herz, sein lebenskräftiges Herz, denn die Beine sind verwandt mit dem Herzen. (10)

(10) Diese Idee, die hier ausgesprochen wird, stammt aus einer kosmologischen Forschung. Aus dieser kosmologischen Forschung, die nur in übersinnlicher Weise stattfinden kann, ergibt sich der Zusammenhang zwischen Beinen und Herz. Natürlich sind aber die Beine nicht nur mit dem Herzen in Verbindung, sondern auch mit anderen Organen. Jedoch gewinnt das Herz eine sehr wichtige Bedeutung für die Beine und umgekehrt.*

Bei der ersten Bewegung, der Vorübung, mussten wir mit den Armen hochstreben, die Brustwirbelsäule betätigen und uns aus der Mitte der Brustwirbelsäule aufrichten. Beim Schulterstand sollte die Brustwirbelsäule schon lebendiger sein, damit das Aufrichten leichter geschieht. Indem ihr auf diese Weise die Beine betrachtet, ist automatisch auch eine natürliche Beruhigung im Herzen spürbar, denn diese Beruhigung im Herzen entwickelt sich ab dem Moment, ab dem man einen Sinn für die Mitte des Herzzentrums bekommt. Die Mitte des Herzzentrums wird nicht physisch, sondern sie wird im Ätherleib erlebt. Man erlebt das Fließen der Kräfte zu einer Mitte und von dieser Mitte ausgehend wieder in die Peripherie. Indem ihr ruhig auf die Beine blickt, bemerkt ihr, wie die Beine gewissermaßen eine Art entspannte Fortsetzung für dasjenige bilden können, was sich aus dem komprimierten Brustraum nach oben in ein Fließen entfalten möchte.

Auf diese Weise erlebt ihr eine Art kosmologischen Zusammenhang, der tatsächlich gegeben ist. Dieser kosmologische Zusammenhang bildet den Inhalt der Übung. Es ist aber dieser Inhalt normalerweise nicht bekannt. Dieser Inhalt muss mutig gedacht werden, muss mutig in das Bewusstsein gerufen werden, er muss soweit als real genommen werden, dass er mit der Zeit auch real erlebt werden kann. Indem wir einen kosmologischen Inhalt setzen, kommen wir unserem eigenen Wesen näher und erleben auch auf viel intensivere Weise unser eigenes persönliches Selbst, unser eigenes Wesen und identifizieren es auch als ein reales Wesen, das tatsächlich in einer feineren Region wirksam ist. Der Körper ist das Instrument für diese feinere Region.

Ein Inhalt muss auf jeden Fall gedacht und wenn möglich in der Fortsetzung sogar meditativ erlebt werden. Solch ein Inhalt wie jener vom Herzen wird von mir vorgegeben. Jetzt kann er von euch ergriffen und meditativ erlebt werden. Selbst könnt ihr Inhalte erst kreieren, wenn ihr die nötigen Fachkenntnisse erworben habt, ansonsten haben die Inhalte keine wirkliche Einordnung und keinen sinnvollen Bezug. (11)

Indem ihr aber Fachkenntnisse auf einem bestimmten Gebiet erworben habt, könnt ihr weiter performierend in die inhaltliche Gestaltung wirken. Ansonsten muss man die Inhalte, wie sie sind, erst einmal annehmen, sie denken und dann in die Gestaltung bringen. Es ist nicht verkehrt, wenn man erst einmal die Inhalte wörtlich und sachlich nimmt, und sie auf eine entsprechende Stufe der Übung oder Lebensgestaltung übertragen lernt. Der Fehler wird häufig gemacht, dass man glaubt, man müsste immer ganz selbständig Ideen und Ideale entwerfen, ohne dass man auf bisher ausgesprochene, vorgeschlagene Imaginationen, Bilder und Inhalte zurückgreift. Man würde auf diese Weise fehlgehen. Man muss sich orientieren an bisher Ausgesprochenem, bisher schon Getätigtem, es denken und in die Gestaltung bringen. Das ist der allererste Schritt, den man heute als inhaltliche Weitergestaltung oder Durchgestaltung des Lebens meistern muss. (12)

Die nächste *āsana* ist der Fisch, *matsyāsana*, im Lotus oder die einfache Ausführung mit gestreckten Beinen. Der Fisch kann unter Umständen als bedenklich eingestuft werden, da er, von physiologischer Seite betrachtet, die Halswirbelsäule in der Regel relativ stark überstreckt. Diese Durchstreckung der Halswirbelsäule ist aber nicht kritisch, wenn die Brustwirbelsäule flexibel ist. Wenn eine gute Durchstreckung in der Brustwirbelsäule stattfindet, dann kann die Halswirbelsäule nicht überstreckt werden. Daher ist es für den Unterricht nicht ganz unwichtig, dass man auf die Brustwirbelsäule achtet und diese Brustwirbelsäule durch genaue Anleitung und Korrektur so gut wie möglich in die Mobilisierung führt. Wenn dies nicht möglich ist, wie es normalerweise bei älteren Menschen der Fall ist, aber heute sogar schon eher allgemein gegeben ist, wenn die Mobilisierung der Brustwirbelsäule bereits sehr schwer möglich ist, dann muss man beim Fisch eine gewisse Vorsicht walten lassen. Dann muss man tatsächlich darauf ach-

(11) Es hätte keinen Sinn, wenn jemand nur aus der Phantasie behaupten würde, die Beine hängen mit dem Hals und der Schilddrüse zusammen. So wie es verschiedene geometrische Maßeinheiten in der Weltenschöpfung gibt, so gibt es auch kosmologische Zusammenhänge. Die geometrischen Maßeinheiten können nicht beliebig angenommen werden, sondern sie müssen sich in ihrem Rhythmus und ihrem genau bemessenen Zueinander ausdrücken. Die Geometrie beschreibt irdische Maßeinheiten, die aber auch kosmisch existent sind. Der Körper des Menschen spiegelt ebenfalls Zusammenhänge wider, die äußerlich und, wie in diesem Fall, manchmal auch nur metaphysisch sichtbar sind.

(12) Nicht Unfreiheit, sondern sogar Freiheit eröffnet diese Übungsweise. Vielfach wird der Einwand vorgebracht, dass man den Gedanken nicht folgen darf, sondern nur seinen eigenen Gefühlen und eigenen Bedürfnissen Folge leisten dürfe, damit man nicht abhängig werde. Ein richtiges Denken von Inhalten und Gedanken macht jedoch niemanden abhängig. Wer beispielsweise eine Sprache lernt, muss sich in der Aussprache, in der Grammatik und der gesamten Orthographie, wie sie gegeben ist, üben, damit er zur Kunst der Sprache gelangt. Auf dieser Grundlage kann er eine Freiheit im Sprechen entwickeln. Er muss sich durchaus auch zwischen manchen Irrtümern, die eine Sprache geben kann, hindurchplagen. Das Denken von metaphysischen Inhalten bringt bald eine Unterscheidung zwischen Wahrem und Falschem hervor und macht den Menschen frei.

ten, dass man sich nicht zu sehr nach hinten streckt und unnötig die Hals- und Nackenregionen überspannt. Man würde damit nur unnötig Reizungen verursachen. Das schöne spannungsvolle Element beim Fisch kommt aber gerade dadurch zum Ausdruck, dass die Bewegung zentriert angesetzt wird. Zentriert wird sie angesetzt in der Brustwirbelsäule und zwar genau zwischen den Schulterblättern, also genau dort, wo man heute die Wirbelsäule am allerwenigsten bewegen kann. Nicht im Hals und Nacken soll sie angesetzt werden, sondern zwischen den Schulterblättern. Gerade in den vergessenen Punkten zwischen den Schulterblättern, dort, wo man normalerweise meist am immobilsten ist, dort wird die Bewegung beim Fisch angesetzt.

Mit einer freien und gesunden Brustwirbelsäule können wir dem Leben eine Substanz entgegentragen, die uns wiederum wie ein Schutz vor belastenden Außeneinflüssen zur Verfügung steht.

Der Fisch ist eine der wertvollsten Übungen, die Brustwirbelsäule zu zentrieren und zu stärken, zu mobilisieren und zu befreien und auf diese Weise die Vorderseite, das heißt den Brustraum, vor Degenerationen zu schützen. Wenn die Rückenpartie dynamischer ist, besteht nämlich die wertvolle Kraft, jene Gefühlseinflüsse, die sich oftmals von vorne wie ein Angriff auf den Brustbereich niederschlagen wollen, leichter abzuwehren.

Wir sollten die Wirbelsäule nicht im unteren Rücken allein bewegen, sondern so gezielt wie möglich im oberen Brustbereich. Auf diese Weise wird sich die Bewegung in die Halswirbelsäule entspannt fortsetzen. Wenn dies geschieht, dann ist die Bewegung in der Regel recht angenehm, befreiend und ästhetisch. Wenn sie mit zunehmender Übung immer besser zentriert

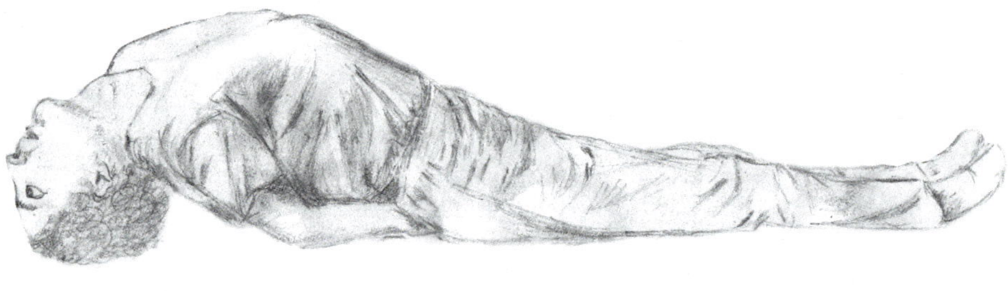

matsyāsana, der Fisch

werden kann, formt sich automatisch ein angenehmes, lichtes, geschlossenes Gesamtgefüge. Es formt sich der Fisch, *matsyāsana*, aus einem schönen, sogenannten *prāṇāyama*, aus einer zentrierten Energie, als würde sich der ganze äußere Kosmos an einem Punkt in der Wirbelsäule sammeln und diese Wirbelsäule nun dynamisch anheben und stärken.

Ein natürliches, lichtes Gesamtgefüge (13) entsteht, wenn der Fisch unter diesen Voraussetzungen praktiziert wird. Achtet einmal auf diese Anleitung, die ich euch damit gebe. Diese Anleitung ist nicht unbedeutend. Die Begriffsbestimmung, die ich damit hereinführe, besagt, dass ein angenehmes Gesamtgefüge entstehen sollte, welches zum Erleben der Sache beiträgt. Es ist nicht ganz unwichtig, welche Begriffe wir in der Anleitung oder in der Praxis entwickeln. Je nachdem, wie wir die Begriffe entwickeln, wie wir sie beleben und formen, wird sich eine entsprechende Empfindung ausprägen. Der Fisch trägt die Empfindung in sich, dass eben das Lungenorgan weit hochgehoben wird. Wenn die Beine gestreckt sind, dann wird eine schmale Form, eine zentrierte Form erzeugt. Es wird der Kopf nach hinten gelagert, der Nacken wird nur in der Fortsetzung durchgestreckt, aber er wird nicht primär in Spannung gehalten. Ein zentriertes Fließen aus der Mitte entsteht. Dieses Fließen aber gewinnt eine Ausdrucksart wie eine entsprechende kompakte Geschlossenheit, die gerade wieder die *āsana* zu einer Gesamtzentrierung führt. Das zentrierte Wesen ist deshalb bei der Fischstellung, *matsyāsana*, von wesentlicher Bedeutung. Dieses zentrierte Element sollte auch in das Erleben treten.

(13) Ein lichtes Gesamtgefüge hat tatsächlich etwas mit dem Wesen des Lichten oder Hellerwerdens zu tun. Das Licht beispielsweise organisiert die Pflanze. Aus einer geistigen Sichtweise sind es tatsächliche lichtvolle Kräfte, die das menschliche Gesamtgefüge organisieren.

Wenn wir dieses charakteristische zentrierte Element in das Erleben führen, wenn es richtig zum Erleben, zum Bewusstsein gebracht wird, dann stärkt es einen der vier Äther, und das ist der Lebensäther. (14) Es wird genau von den vier Äthern der Lebensäther gestärkt und damit auch wieder entsprechend das Erdelement oder das Lungenwesen gekräftigt.

So dürfen wir davon ausgehen: Wenn eine *āsana* in diesem Sinne richtig angeleitet wird, wenn die Gedanken inhaltlich hinzugegeben werden, wenn sie gedacht werden und bis in die Empfindung weiter in der Konzentration bleiben, wenn damit also eine Empfindung über den Körper oder über die Sache,

(14) Die *vier Ätherarten* sind der Lebensäther, der Klangäther, der Lichtäther und der Feueräther. Diese entsprechen der Reihenfolge nach, im Sinne einer feinstofflichen oder metaphysischen Ausprägung, auch den Elementen der Erde, des Wassers, der Luft und des Feuers. Die Lunge ist nach dieser Einordnung dem Erdelement zugeordnet. Ihr feinstofflicher Teil ist der Lebensäther.

über das entsprechende Tätigsein entsteht, dann stellt dieses Gefühl geradewegs eine kräftigende Substanz dar, die den Menschen aus dem Gedanken ernährt, die ihm wie eine Kraft entgegenkommt. Es müssen dazu aber die Anleitung und der Inhalt, die zu der *āsana* gegeben werden, entsprechend klar geordnet und wahr sein. Wenn der Inhalt nicht wahr ist, dann würde auch die Leib-Seele-Verhältnismäßigkeit ungünstig koordiniert werden. Inhalte zu setzen, die wahr sind, ist nicht immer leicht, denn es müssen diese Inhalte wohlerwogen sein, und sie müssen mit geistigen Inhalten zusammenpassen.

Praktizieren wir nun ein weiteres Mal den Fisch, dann wird ein gutes Gesamtgefüge aus der Zentrierung, aus der Mitte der Brustwirbelsäule erzeugt. Es wird beim Fisch ein gutes, solides, geschlossenes Bild entwickelt und ein stärkendes, den Körper harmonisierendes Wesen in die Geburt gebracht. Bildhaft ist das Lungenelement am höchsten Punkt, die Zentrierung am stärksten in der Mitte der Brustwirbelsäule, während der Kopf zurückfällt. Der Kopf liegt mit dem Scheitel leicht dem Boden auf, die Beine schließen sich in die entsprechende Form der Zentrierung an, sie sind aber nicht angespannt, sondern sie beziehen sich nur in die Gesamtheit des Körpers ein, sodass sie in einer sinnvollen Weise zugeordnet sind.

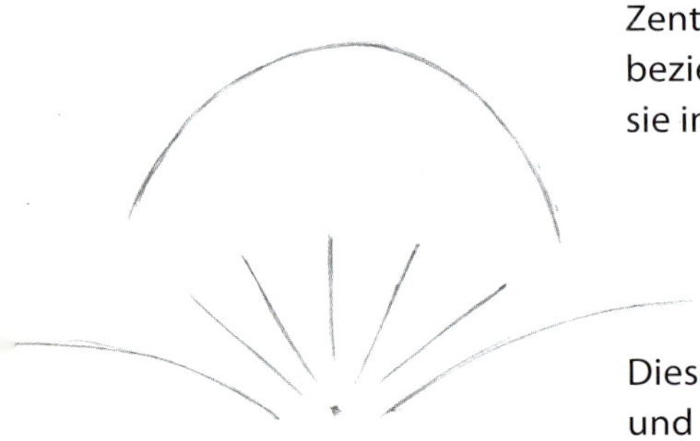

Das imaginative Erleben in der Stellung vom Fische ist wie wenn eine übergeordnete Bogenform bestehen würde. Einerseits zentriert sich das Wahrnehmen zu einem Punkt in der Brustwirbelsäule und andererseits öffnet sich eine Dynamik zentrifugal ausstrahlend nach oben, die aber in einer genau bemessenen Ordnung bleibt.

Dieses geschlossene Gefüge oder diese wohlabgestimmte und gute Zentrierung zu erleben, ist sehr heilsam. Sie wird im Bild und im Ausdruck erlebt. Es ist tatsächlich ein großer Unterschied, ob man den Körper nur innerhalb des Körpers erlebt, ob man sich nur innerhalb von Energien in einem Wohlgefühl wahrnimmt, wie sie durch ein gymnastisches Üben erweckt werden, oder ob man den Körper als solchen innerhalb des Strömens, gewissermaßen als Instrument freier erlebt. Man erlebt dann mehr den Körper wie ein Bild oder sogar wie einen vergänglichen Teil des Lebens. Indem man nur einseitig eine Art Körperenergie sucht, wie das leider oftmals in verschiedenen Yogarichtungen üblich ist, und daraus ein schnelles Wohlgefühl gewinnen will, wird man in der Regel das materialistische Element noch nicht überwinden können. Es wird aber das materialistische Element ab jenem Moment überschritten,

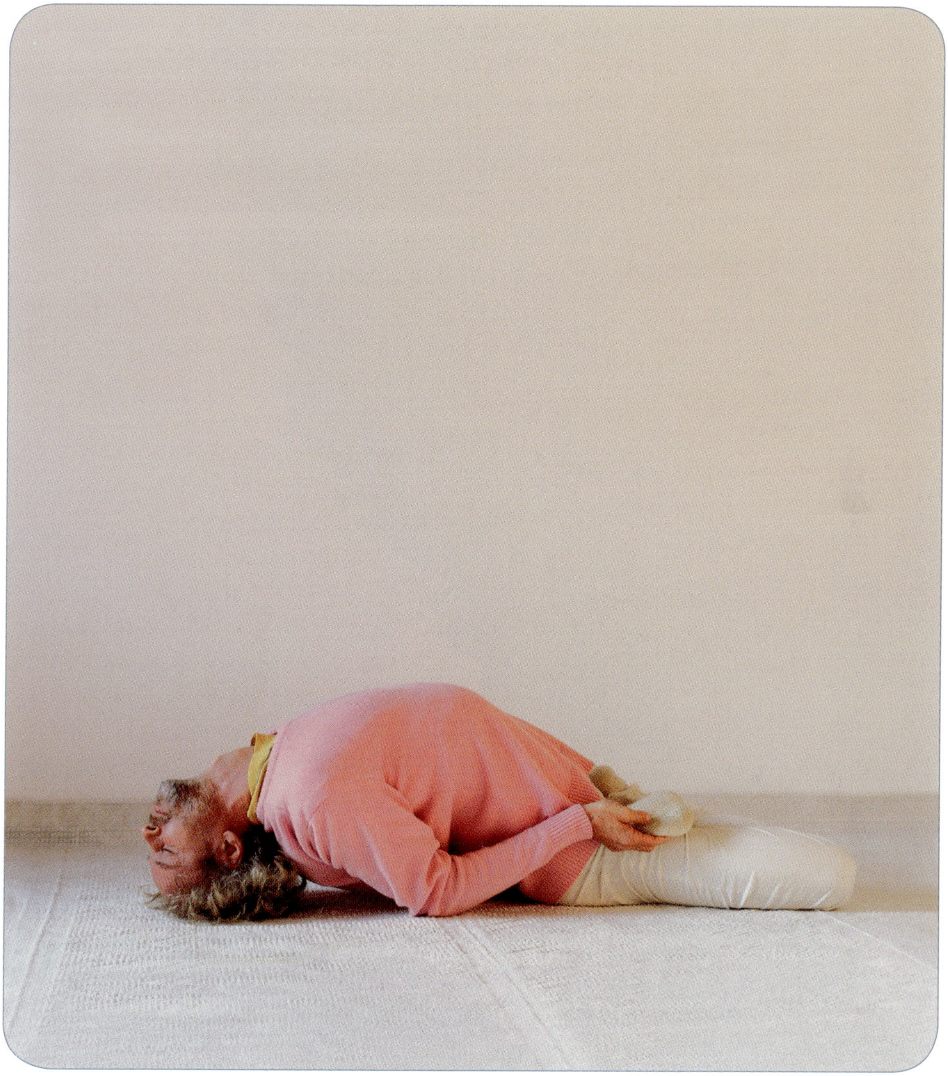

matsyāsana, der Fisch im Lotus

Hier in dieser Stellung wird bereits eine sehr fortgeschrittene Ausführung sichtbar. Durch das Anziehen der Beine in den Lotus zentriert sich der gesamte Bewegungsapparat auf die Durchspannung der Brustwirbelsäule. Der Übende zieht sich zusammen und bildet dennoch eine Bogengestaltung in der Mitte seiner Wirbelsäule aus.

ab dem man betrachtend und erlebnisnah mit Gedanken und Inhalten auf den Körper blicken und den Körper in dieser Art des kosmischen Hineingestelltseins wahrnehmen kann. Der Unterschied ist sehr groß, ob man nun sein Denken aktiv mit in die Übung hineinorganisiert, oder ob man nur in der Körperenergie ein besonderes Resultat sucht. Die Wahrnehmung, die mit einem aktiven Bewusstseinsinhalt und gedanklichen Bild geschieht, entwickelt sich auf rhythmische Art, auf eine Art, die nicht den gewöhnlichen Bewegungsrhythmen, sondern mehr den feineren Rhythmen * der Elemente Feuer, Erde, Wasser und Luft entspricht. (15)

(15) *Kosmische Rhythmen* finden sich ganz natürlich in der Natur; im Tag- und Nachtrhythmus der Sonne, in den Bewegungen der Sterne, im Wachstum der Pflanzen und in den Gesetzen der Elemente. Diese Rhythmen konnte der voratlantische Mensch unbewusst noch unmittelbar aufnehmen und in Sprache und Bewegung ausdrücken (siehe auch „Ätherrhythmus" im Anhang).

Stellt euch einmal vor, man ruht im Fisch mit gestreckten Beinen, es wölbt sich die Brustwirbelsäule nach oben, der Kopf fällt nach hinten, die Arme sind unter dem Körper, sie stützen geringfügig den Bogen, der mit der Brustwirbelsäule geformt wird. Indem ihr nun auf diese Weise den Körper in die erlebnisnahe Betrachtung bringt, spürt ihr, wie vom Kopf ausgehend eine gewisse Anziehung in Richtung der Brustwirbelsäule erfolgt. Gleichzeitig erwacht auch ein feines Angezogensein der gestreckten Beine zum Wirbelsäulenapparat. Die Beine befinden sich in einer ganz feinen Anhaftung, in einem feinen Hingezogensein zur Wirbelsäule. Indem sich auf diese Weise eine Zentrierung ergibt, genau in die Mitte des Lungenraumes, in die Mitte der Brustwirbelsäule zwischen den Schulterblättern, entsteht dieses angenehme Empfinden, das Wahrnehmen gegenüber einem Gesamten. Es entsteht ein Zentriertsein im Körper und ein freieres Erleben des Bewusstseins, weil wir uns in eine aktive Zentrierung zu einem Organabschnitt, den Lungen, hinbewegen, und weil wir uns gleichzeitig der Einheit des Kosmos und der Einheit des Körpers bewusst bleiben. Dieses Erleben fördert den Lebensäther. Ein entsprechendes einheitliches Gefüge, ein zentriertes einheitliches Bild entsteht. Dieses Erleben besitzt der Mensch in der Regel ohne Schulung noch nicht, denn er hat mittlerweile das kosmische Erleben verloren. Das ungeschulte Bewusstsein kennt deshalb noch nicht den Unterschied zwischen einer zentrierten Brustwirbelsäule und einer entweder verdichteten oder zu losen und schwachen Wirbelsäule.

Rudolf Steiner beschreibt, dass der Mensch des alten Hellsehens noch mit einer stark intuitiven Kraft begabt war, dass er die Vorgänge und die Kräfte in der Natur und in seinem Körper als kosmisch rein erleben konnte. Er erlebte, wenn er die Natur beobachtete, etwas aufsteigen, was viel schöner war, als alles, was er mit physischen Augen wahrnehmen konnte. Dieses lebendige kosmische Schauen verlor seine Kraft mit zunehmender Bewusstseinsentwicklung und war bereits im historischen Ägypten kaum mehr zu finden. Im vierten Jahrhundert n. Chr. übernahm nach Rudolf Steiner immer mehr der an die Physis gebundene Intellekt die Führung des Bewusstseins.

Indem wir uns aber beispielsweise durch diese gewählten Inhalte, die wir der *āsana* beifügen, in dieses Erleben hineinbegeben, werden wir etwas wahrnehmen, das sehr feiner Art ist, das gewissermaßen rein den feinstofflichen Elementen entspricht, aber sonst in der grobstofflichen Wägbarkeit nicht existent ist. Wir erleben einen übersinnlichen Rhythmus oder einen Ätherrhythmus*, wir erleben Rhythmen, die im feineren Bereich unseres Körpers, das heißt im Ätherleib, angelegt oder in ihn hineingespiegelt sind. Deshalb ist es von Bedeutung, wie das Erleben geschult und geschaffen wird.

Die Geisteswissenschaft schildert uns, dass hinter der physischen Erscheinung des Menschen auch eine ätherische Anlage vorhanden ist, die mit gewöhnlichen Sinnen nicht mehr wahrnehmbar ist. Dieser sogenannte *Ätherleib* ist demnach ganz von dem rhythmischen Leben des Kosmos bestimmt. Der Ätherleib trägt diese kosmischen Rhythmen in sich.

Wir können durch eine gedanklich orientierte und empfindungsbeseelte Praxis Rhythmen wahrnehmen, die in einem Zusammenhang stehen, die aber normalerweise aus dem sinnesverhafteten Denken nicht als Zusammenhang erfahren werden können. Das weltliche oder normale logische, wissenschaftliche, materialistische Denken ist an solchen Inhalten zu wenig interessiert. Wir erleben aber, dass es ein Gefüge gibt, das sich als zentriert und dynamisch empfinden lässt. Der Körper ist das Mittel, das Instrument, an dem dieses Erleben geschaffen wird. Wenn wir solch ein vergessenes Erleben finden, dann werden wir nicht aus Schwelgerei diese Stellung praktizieren, sondern mit der Zeit aus Interesse. Wir werden diese Erlebensform suchen, die so feiner Art ist, dass sie sich normalerweise bei etwas unkoordiniertem, nervösem Umgehen ohnehin sogleich entzieht. Indem wir aber sorgfältig mit der Stellung umgehen und auf eine beobachtende und konzentrierte Weise diese Erfahrung entwickeln, empfinden wir uns einheitlich verbunden mit dem Körper und gleichzeitig erleben wir auf dieser Grundlage eine Empfindungsform, die nicht sinnlicher Art ist. Das ist das Wesentliche. Die Empfindungsform, die wir in der Stellung erleben können, ist nicht mehr sinnlicher Art, sondern ein Wesensgefüge des Übersinnlichen, das auf den Ätherleib wirkt und somit neue Lebenskräfte erzeugt.

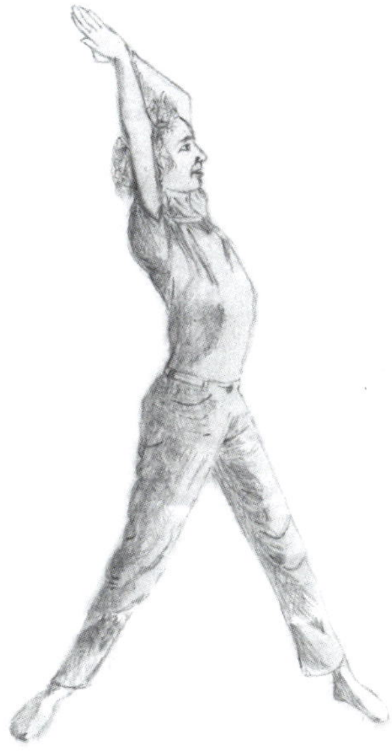

Diese Übung fördert die sensible Empfindung für das dynamische Aufrichten der Wirbelsäule.

So kann das Erleben auf diese Weise geschaffen werden, wie ich es zuerst mit den Ätherkräften, die im Schulterstand hochstreben, dargestellt habe und schließlich mit dem Fisch, in dem ausgedrückt wird, wie ein einheitliches Gefüge aus der Konzentration geschaffen wird. Nichts anderes ist es, und das darf man so bezeichnen, als dass ihr bei richtiger Ausführung den Ätherleib in seinen verschiedenen Ätherarten* erleben könnt.

Das Bewusstsein über Rhythmen führt zur Bescheidenheit

Die geistigen Hierarchien erziehen den Kosmos
mit einer unendlichen, nie stillstehenden Bewegung der Sterne.
Diese willensfreudige, lautere Wendigkeit der Sonne und Planeten
schenkt der Erde und dem menschlichen Gemüt
das Werden und Vergehen.
Die Sterne sind wie die Kinder des Kosmos.
Wer sich von den heimeligen warmen Rhythmen,
die die Kinder des Kosmos erziehend erleben,
in seiner Seele ein Bewusstsein aneignet,
derjenige wird in der Beschaulichkeit seines Tuns
wie gleichermaßen in der Lernfreudigkeit seines Denkens
das mütterliche Geheimnis der Schöpfung erahnen,
er wird sich erzogen wissen in seiner Seele
zu der tugendvollen Lebensneigung der Bescheidenheit.

Die Gedichte in diesem Buch sind zu den Vorträgen entstanden. Sie sind sicherlich sehr anspruchsvoll. Wer sich mehr meditativ mit der Bedeutung von Rhythmus auseinandersetzen möchte, kann diese Gedichte direkt auch auswendig lernen.

Die Mitte des Körpers erstrahlt in einer lebenserweckenden Sonnenwärme

Arco, den 2.6.2006

Die Unterscheidung von Emotion und Empfindung

Diese Orientierung zur heilsamen Transformation des psychischen und körperlichen Daseins (16), wie sie in den bisherigen Ausführungen dargestellt wurde, ist nicht unbedingt sogleich auf einer gewöhnlichen, dialektischen und sogleich vorgegebenen Ebene erfahrbar, denn es müssen die verwendeten Begriffe in dem inhaltlichen Kontext und die erstrebenswerten idealen Bewusstseinsformen erst durch eine gezielte Disziplin herangebildet werden. Das Verständnis und die Interpretation zu den Begriffen müssen erworben werden.

(16) Wenn von dieser Orientierung zur *heilsamen Transformation* gesprochen wird, so sollen alle Übungen nicht nur einen unterstützenden Wert besitzen, sondern sie sollen darüber hinaus auf der Persönlichkeitsebene Entwicklungsprozesse erwecken und die Persönlichkeit auf eine höhere Stufe anheben. Das Wort *Transformation* bedeutet so viel wie die Verwandlung der Persönlichkeit.

Sprechen wir beispielsweise von den so sehr bekannten Gefühlen, dann bestehen in den meisten Fällen unseres alltäglichen Verhaltens mehr oder weniger vermischte Emotionen, Emotionen, die uns im Leben Halb- oder Viertelwahrheiten geben. Wenn aber in diesem Yoga von inneren Empfindungen gesprochen wird, dann bedeutet das, dass wir eine Grundlage im Bewusstsein erwerben, die gar nicht so sehr mit den sogenannten Emotionen zu tun hat, sondern die tatsächlich zu einem mehr inneren Wissen ausgerichtet ist und aus diesem inneren Wissen heraus schließlich auch in einen Zusammenhang kommt. Die Emotion, um sie im Unterschied gegenüberzustellen, führt tendenziell zu Trennungen innerhalb der Menschen. Die Emotion ist mehr an den Körper gebunden. Das wirkliche, tiefere Empfinden ist nicht an den Körper gebunden, es spricht sich mehr zum Körper aus und ist, wenn es sich um wahre Empfindungen handelt, tatsächlich an das Geistleben ausgerichtet. (17)

(17) Natürlich führt nicht jede *Emotion* zu einem trennenden Erleben im Miteinander. Gemeint sei nur der Unterschied von sehr spontan aufsteigenden Emotionen zu den wirklich herangebildeten Gefühlen. Emotionen sind beispielsweise auch Hysterien, Zornesausbrüche, schnellfertige Begeisterung oder bestimmte Sympathie- und Antipathiegefühle, die nicht unbedingt eine Tiefe besitzen müssen. Je mehr jemand nach den emotionalen Bedingungen des Daseins lebt, desto weniger kann er eine solide Grundkraft in seiner Seele ausprägen, die zu dauerhaften Verbindungen führt.

Nun können wir sagen, es gibt doch sicher wahre und nicht wahre Emotionen.* Die Unterscheidung, die ich aber hereinführe, ist nicht im normalen dialektischen Sinne zu verstehen, denn ich meine damit, wenn ich wirkliche Gefühle, wirkliche Empfindungen ansprechen möchte, diejenigen feinen Substanzen, die der Mensch erst einmal ausbilden muss, damit er eine Wahrheitsgrundlage mehr im Sinne einer viel größeren

Verbundenheit zu seinem ewigen Wesen findet. Die Emotion dagegen ist an die momentane Reaktion gerichtet, an die momentane Lage des körperlich organischen Lebens. Das körperlich organische Leben kann sich in vielerlei Reaktionen aussprechen. Das, was sich aber aus dem körperlich Organischen ausspricht, das ist auch mit dem Körper verknüpft und bleibt immer abhängig von diesem Körperlichen.

Die seelische profunde Empfindung, um die es mir geht und die wir ausprägen wollen, bezeichnet eine intensive seelische Dynamik, die wir dann langsam entwickeln, wenn wir verschiedene Ängste des Körperlichen oder gewisse emotionale Anhaftungen, die ebenfalls aus dem Organischen heraus sprechen, überwinden. (18) So ist es eine Aufgabe in der Geistschulung, wenn wir uns mit der Brustwirbelsäule auseinandersetzen, dass wir dazu eine Empfindung heranbilden, die tatsächlich für uns selbst Gültigkeit hat, aber im objektiven Sinne darüber hinaus ebenfalls einer Ordnung entspricht und schließlich wieder darüber hinaus mit einem kosmisch-geistigen Wahrheitsempfinden einhergeht.

(18) Mit *intensiver Dynamik* ist weniger die äußere, körperliche Seite gemeint, sondern mehr die seelische Regsamkeit im Denken, Fühlen und Wollen. Es kann eine Person äußerlich dynamisch sein und sie kann darüber hinaus auch seelisch dynamisch sein. Die seelische Dynamik jedenfalls bewirkt sehr viele kreative Fähigkeiten.

Wer auf hellsichtige Weise die ganz typischen Emotionen, die aus dem Körper aufsteigen, beobachtet, bemerkt an diesen verschiedene Formen und Farben, die wie verhüllend und einhüllend auf den Menschen wirken. Die Emotion schirmt in Wirklichkeit den Menschen vor sich selbst und vor seinen Mitmenschen ab. Sie wirkt wie verdichtend oder wie Ströme, die unruhig sind. Die entwickelte profunde Gefühlskraft jedoch besitzt keinesfalls einen einhüllenden, emotional ansteckenden, ausschweifenden oder abschirmenden Charakter. Sie durchlichtet, berührt und öffnet in klaren Formen und Farben die gesamte Ausstrahlung des Menschen und verbindet ihn mit seiner Umgebung wie auch mit seinen Mitmenschen. Der hellsichtige Blick unterscheidet deshalb zwischen diesen verschiedenen Kräften des Gefühlslebens. Lernt man die sogenannte Emotion – gemeint sind damit die Gefühle, die vom Körper automatisch und meist ohne jegliche Kontrolle aufsteigen – etwas deutlicher im Sinne einer ersten beginnenden feineren Unterscheidung kennen, so kann man seiner Gesundheit einen außerordentlichen Dienst erweisen. Um dies zu unterscheiden, muss man noch nicht ganz hellsichtig sein, aber man sollte sich um eine einigermaßen weisheitsvolle Unterscheidung bemühen. Zu viele Emotionen schwächen nämlich allgemein das gesamte nervliche und organische Leben, während die Gefühle im profunden Sinne die nervliche und organische Substanz aufbauen.

Die Dreigliederung des Menschen nach einem esoterischen Beispiel von Rudolf Steiner

Je klarer wir in der für heute vorgenommenen Themenaufgabe die Brustwirbelsäule empfinden, nicht nur auf der Körperebene, sondern in der ganzen Sinnbedeutung, im Sinnzusammenhang, umso mehr beginnt sich über die Körperlichkeit unser Dasein mit Anmut und Schönheit mehr zu durchdringen, zu durchwärmen und zu durchlichten. Mit der Emotion können wir uns nicht wirklich durchlichten, aber mit den wahren Empfindungen, die wir heranbilden, können wir uns durchlichten.

So ist es tatsächlich, dass eine unterschiedliche Aura beim Menschen sichtbar ist. (19) Je tiefer, je wahrer seine Gefühle herangebildet werden, umso mehr beginnt er ein Licht nach außen zu senden. Dieses Licht ist in seiner persönlichen Ausstrahlung sichtbar. Je mehr Emotionen ihn bewegen, umso mehr lebt er von unbewussten Kräften oder von Mächten, die ihn aus dem untergründigen Willen dirigieren. Diese Ausstrahlungen, die daraus resultieren, sind nicht wirklich wie ein klares Licht. Sie können entweder schwefliger Art sein, sie können dunkler Art sein, sie können von verschiedenen bräunlichen, grauen oder rötlichen Farben und Wolken gezeichnet sein, die aber in der Gesamtsumme nicht wirklich klar, lebendig und freudig ausstrahlen.

Die Ausstrahlung aus der Mitte des Menschen ist sehr wichtig, denn diese Mitte bringt das Herz in Verbindung mit einem viel größeren, umfassenden, wahrnehmenden Fühlen. In praktischer Hinsicht können wir hierzu einige Empfindungsübungen schaffen und weiterhin können wir unser gesamtes Wissen einmal dahingehend lenken, dass wir mit den Wahrnehmungen eine kosmische Bedeutung finden. Wir können einmal die Frage stellen: Was ist die kosmische Bedeutung dieser Mitte des Menschen? Was lebt in dieser Mitte, die durch die Brustwirbelsäule und den Brustorganismus repräsentiert ist?

(19) Der Begriff *Aura* bedeutet, dass alle Eigenschaften, die im Menschen beheimatet sind, also seine Gedanken, seine Gefühle und seine Willensimpulse, eine bestimmte Ausstrahlung nach außen besitzen. Sie bilden in der Summe die Aura. Diese ist mit den physischen Augen nicht sichtbar, jedoch ist sie durch intensive Geistschulung mit der Zeit wahrnehmbar. In den weiteren Darstellungen wird von dem Bewusstsein ausgegangen, dass alle Gefühle, Gedanken und Impulse eine wichtige Bedeutung für die Entwicklung des Menschen haben und diese in der Summe der Aura existent sind.

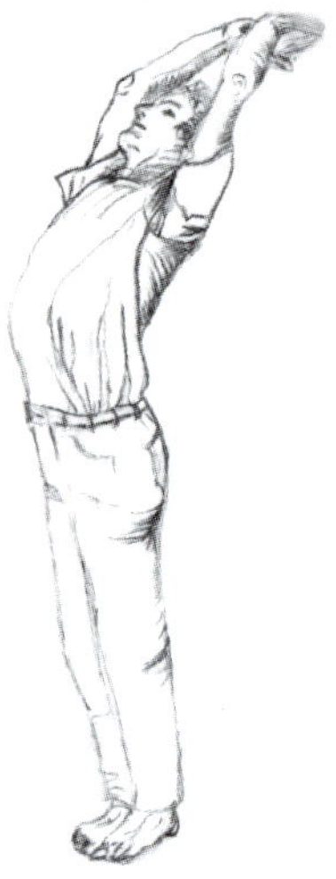

(20) So wie der Mensch ein Denken, Fühlen und Wollen besitzt, können auch die einzelnen Leibesanteile, der Kopf, die Mitte und der Bauch, im Sinne einer Dreigliederung betrachtet werden. Indem man in dieser gegliederten Unterscheidung den Menschen betrachtet, lassen sich leichter die psychischen und physischen Zusammenhänge des Daseins erkennen.

Hierzu ist es wertvoll, wenn wir die Dreigliederung nach Rudolf Steiner betrachten. Es gibt einen oberen Teil, das heißt einen Kopfteil. Der Kopf trägt in sich die Vergangenheit. Ich hatte es öfters dargestellt, dass im Haupte der Sitz der Vergangenheit des Menschen ruht. Dann gibt es einen unteren Teil, den Stoffwechselbereich, der auch mit den Gliedmaßen wesentlich einhergeht. In diesen Bereichen bildet sich der zukünftige Mensch heran. (20)

Rudolf Steiner sprach ganz ausführlich über diese Dreigliederung und brachte jenes charakteristische Menschenbild hervor, indem er beispielsweise in Vorträgen wiedergab, wie dieser zukünftige Mensch, der im Stoffwechsel sitzt, ausgerichtet ist. Wie er also vom Zwerchfell abwärts und in die Gliedmaßen hinein jene feinen aktiven Wärmeprozesse bringt, die sich dann für ein späteres Leben wieder weiter manifestieren werden. Das, was heute in unserem Stoffwechsel ist, so beschrieb er es, wird in einem nächsten Leben im Kopfe manifestiert werden. Das, was wir deshalb im Kopfe tragen, das kommt aus dem Leben heraus, welches wir früher im Stoffwechsel, das heißt im Willen, gelebt haben. So können wir etwa anlässlich der Aussage von Rudolf Steiner, aber auch von den Gedanken, die ich hier dazu schildere, uns in dieser Dreigliederung einmal wahrnehmen. Wir tragen also einen ganz tiefen, unbewussten Menschen, der wärmebildend, aber ganz, ganz tief in uns verankert ist und wir tragen aber im Kopfe auch einen Menschen in uns, von dem wir sehr wenig wissen, der aber aus der Vergangenheit heraus zu uns spricht.

Was befindet sich aber nun in der Mitte? Was lebt in dieser Mitte? In dieser Mitte lebt schließlich der gegenwärtige Mensch. Es ist dies jene Seelenverfasstheit, die wie ein warmherziges, sympathisches Öffnen der Augen anmutet. Da es sich um ein Öffnen der Augen in wacher Gegenwärtigkeit handelt, der Augen des Herzens, vermittelt diese Mitte zwischen dem Vergangenen und dem, was einmal wieder Zukunft werden möchte. Fassen wir dieses Menschenbild einmal ganz praktisch zusammen und rücken wir es als ein kontemplatives Bild zur Betrachtung vor die Seele. In der Mitte sind wir tatsächlich wie mit warmen, wachen Augen zwischen Vergangenheit und Zukunft orientiert, zwischen einem Menschen, der zu einer älteren Zeit gehört, und einem Menschen, der sich in die Zukunft ausdehnen wird und sich einmal auch manifestieren will. In dieser Mitte sind wir mit lebenswachen, wärmenden Elementenimpulsen berührt und fühlen unmittelbar lebendig zum Leben. In dieser Mitte befindet sich gleichzeitig das *anāhata-cakra*, das Herzzentrum. (21) *Anāhata* heißt, wenn wir es übersetzen, das Zentrum eines Klanges, der aber nicht durch die Physis, also nicht durch eine Glocke oder durch ein Instrument angeschlagen wird. Es ist das Zentrum eines Klanges, der durch sich selbst klingt. Diese Gegenwärtigkeit, die wir in der Mitte erleben, ist wie eine leichte Musik.

(21) Das Wort *cakra* bedeutet so viel wie Rad oder Kreis und bezeichnet hier die sieben Energiezentren,* die von der untersten Wirbelsäule bis zum Scheitel zentral und vertikal angelegt sind. Das Herzzentrum *anāhata-cakra* befindet sich tatsächlich auf Höhe des physischen Herzens und nimmt innerhalb der Anordnung der Zentren die zentrale Mittenstellung ein.

Die Krankheiten, die sich in dieser Mitte heute bedrohlich weit ausbreiten, zeigen damit auch im Allgemeinen einmal an, dass wir in irgendeiner Weise nicht richtiggehend zentriert und substanziell in das gegenwärtige Leben, in die Präsenz dieses Lebens hineinfinden. Ganz besonders bei der Karzinombildung liegt es fast nahe, dass wir auf jenes Urteil hinkommen und etwa feststellen, dass wir aus dieser Mitte oder aus dieser Präsenz, aus dieser Gegenwärtigkeit leicht herausfallen. Tatsächlich ist es aus einer geistigen Sichtweise erkennbar, dass die feurigen Elementargeister (22) zurückgezogen sind und sich eine Kältezone aufbaut. Die Aufgabe für uns kann nun sein, dass wir diese Mitte zunächst einmal wahrnehmen, sie als eine wirkliche klare Bewusstheit der Gegenwart wahrnehmen. Schließlich können wir auf diese mehr bewusste Wahrnehmung weitere Übungen aufbauen, Übungen, die uns tatsächlich genau in die Zentrierung zu der Mitte ansprechen, und als Drittes können wir uns darüber Gedanken bilden, wie wir psychologisch gesehen in diese Mitte eingespannt sind, welche Gedankenkräfte oder welche Art von Gedankenkräften genau in dieses Herzzentrum oder in diese Dimension unserer Brustwirbelsäule hineinwirken. Was sind es für spezielle Gedanken, auf die wir die Aufmerksamkeit richten können, damit wir diese Mitte in uns beleben?

(22) Die geistige Anschauung der Pflanzenwelt und der Natur offenbart dem hellsichtigen Betrachter anscheinend eine Fülle von Wesenheiten, die das physische Auge nicht mehr sehen kann. Je nach den Elementen, in denen sie leben, werden Erdgeister (Gnome), Wasserwesen (Undinen), Luftwesen (Sylphen) und Feuergeister (Salamander) unterschieden. Sie wirken und formen in der Natur und am Menschen.*

Im Kopfe tragen wir den einstrahlenden Kosmos, die hereinwirkenden Mächte und Kräfte des Sternenmeeres. Im Stoffwechsel, in den untergründigen Willensregionen, waltet das unsichtbarste geistige Geheimnis, das Allerinnerste der höheren Welten. In der Mitte aber sind wir mit dem sonnenwarmen Licht der Erde, mit der lebenserweckenden Wärme beseelt.

Die Mitte entwickelt sich durch eine sinnvolle Gedankenführung

Rudolf Steiner spricht, wenn er diese Mitte darstellt, vom rhythmischen System. Dieses rhythmische System ist dahingehend gekennzeichnet, dass beispielsweise der Atemrhythmus, aber auch das ganze Kreislaufzirkulieren dort einen besonderen Ausdruck finden. Weiterhin ist aber das rhythmische System dahingehend charakterisiert, dass es zwischen oben und unten vermitteln muss. Wenn wir denken, dann wollen wir mit dem Denken auch so weit in eine profunde Dimension kommen, dass schließlich dieses Denken einmal zur Willensgrundlage wird. Was heißt dies? Es heißt dies etwa, dass wir das Denken nicht nur oberflächlich vorbeistreifen lassen oder es im Intellektualismus belassen sollen. Es heißt vielmehr, dass wir mit den Gedanken tatsächlich so weit zum Leben oder zu den Objekten des Daseins vordringen lernen, bis wir schließlich eine intensivere Stoffwechselanregung erleben und damit unseren Willen befeuern.

Wir können uns das etwa schematisch vorstellen, dass das Denken gewissermaßen eine Kopftätigkeit, eine reflektierende Kopftätigkeit ist. Ich glaube, es kann sich jeder so vorstellen: Der Gedanke bemächtigt sich gewissermaßen unseres Gehirns. Er wird nicht aus dem Gehirn produziert, sondern er bemächtigt sich des Gehirns, und das Gehirn ist etwa wie ein Spiegel, das den Gedanken wieder reflektiert. Indem unser Gehirn den Gedanken reflektiert, kommt er uns schließlich zum Bewusstsein. (23)

(23) In der normalen Vorstellung meint man heute, dass der Gedanke durch das Gehirn erzeugt wird. Hier in dieser Darstellung wird bereits von einer ganz anderen Auffassung ausgegangen. Der Gedanke ist nicht vom menschlichen Gehirn erzeugt, sondern er ist Geist und als solcher lebt er frei im Sinne einer gegebenen Geistessubstanz. Das Gehirn kann den Gedanken empfangen und ihn mit Hilfe weiterer Tätigkeiten schließlich denken. Dennoch aber bleibt der Gedanke immateriell und somit geistig.

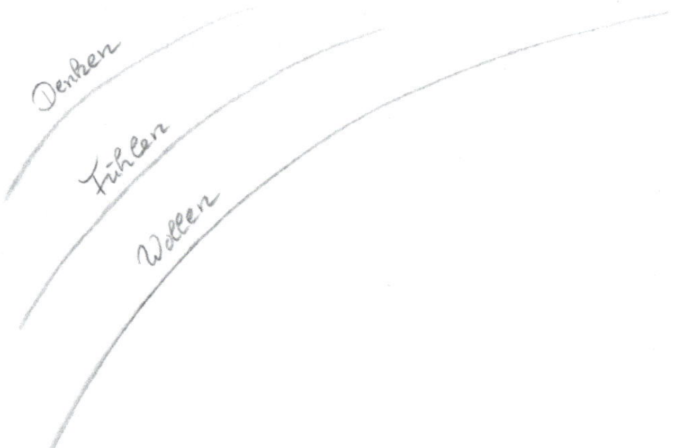

Kopf
den Gedanken bei der Kopfreflexion erleben

Brust
in Beziehung treten, sich verbinden

Stoffwechsel
Bewegung und Antriebskräfte erleben

Ähnlich wie ein Spiegel funktioniert auch das menschliche Gehirn. Schließlich kommen diese Gedanken, wenn wir sie länger reflektieren, etwas tiefer in uns hinein und erwecken aber doch weitere Wahrnehmungen, weitere Gefühle. Wir müssen aber dazu die Gedanken in eine Richtung führen und sie auch eventuell über eine etwas konzentriertere Ausrichtung hinweg pflegen. Wir dürfen die Gedanken nicht nur vorbeigleiten lassen, sondern wir müssen sie zentrieren lernen, sie in eine bestimmte Art Beobachtung oder klare Wiederholung oder auch in eine ganz deutliche objektive Pflege führen. Indem wir in das Gedankenleben sinnvoll eingreifen, – und es kommt auf das sinnvolle Eingreifen, nicht auf das beispielsweise nur äußere Eingreifen, auf das automatisierende Eingreifen in das Gedankenleben an, sondern es kommt auf das sinngemäße, logische, mit Zielen einhergehende authentische Ergreifen und schließlich auf das bewusste Führen der Gedanken an – entwickelt sich eine stärkere durchwärmende und durchorganisierende Kraft im Menschen. (24)

(24) Die Wärme im Sinne einer gedanklich geführten Aktivität wird hier in diesem Zusammenhang besonders betont, da sie bei allen degenerativen Krankheiten, und ganz besonders aber bei der Brustkrebserkrankung, meist nicht mehr ausreichend bis in die Tiefe des Menschen organisiert ist. Wärme im inneren wie auch im äußeren Sinn sollte deshalb gerade bei dieser Erkrankung gefördert werden.

Wenn wir diese führende, weisende und weise Disziplin bewältigen, kommen wir mit der Zeit zu klareren Gefühlen. Dann beginnt tatsächlich aus der Reflexion heraus der Gedanke tiefer in uns hineinzuwirken. Wir können uns vorstellen, dass der Gedanke dann mehr und mehr beginnt, von oben nach unten zu wirken. Wird dieser Prozess der Konzentrationsentwicklung, der Meditationsentwicklung mit bestimmten Bewegungsrichtungen des Gedankens lange genug und intensiv betrieben, dann wird er nicht nur bis in die Mitte vordringen, sondern einmal auch bis in die Tiefe des Stoffwechsels wirken. Dann werden wir selbst von den Gedanken geformt und bewegt. Diesen Prozess aber müssen wir tatsächlich in der Ausrichtung eines bestimmten disziplinierten Trainings leisten. Wir können dieses Training mit dem Begriff „gegliederte Konzentrationsbildung" benennen. Es ist nichts anderes als die vorzügliche Entwicklung einer entsprechend reinen Gedankenklarheit, beseelten Einfühlungsstärke und wärmenden Willensenergie. (25)

(25) *Konzentration* und *Meditation* sind hier wie gezielt vorgenommene mentale Übungen zu sehen. Es handelt sich bei der Konzentration beispielsweise nicht um ein Leerwerden von Gedanken, sondern um ein Ruhigwerden gegenüber dem Denken und schließlich in der Folge um ein Konzentrieren auf einen ausgewählten Gedanken. Je besser ein Gedanke sinnvoller Art konzentriert und ruhig gedacht und bewahrt werden kann, desto mehr entwickelt sich daraus eine Art Meditation. Allgemein ist diese Übung im letzten Kapitel „Die Konzentrationsbildung in der Übung" genauer beschrieben (siehe auch „Das Wesensgeheimnis der psychischen Erkrankungen" vom selben Autor).

Elegantes Ausgleiten der Bewegung
aus der Mitte

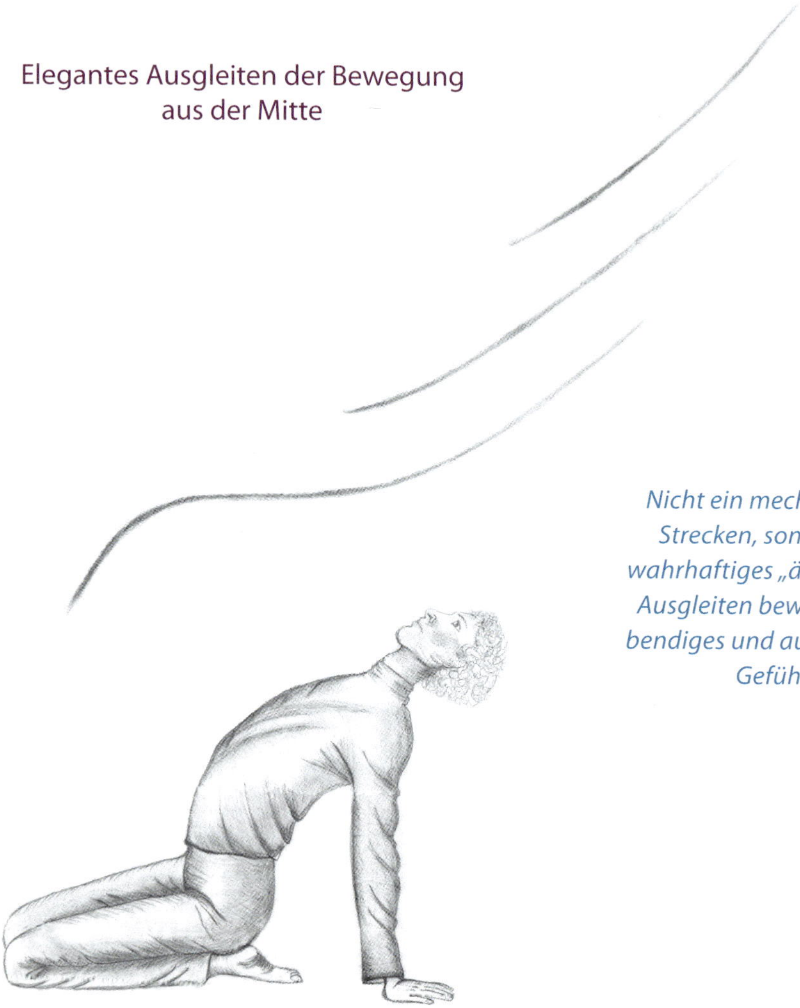

Nicht ein mechanisches Strecken, sondern ein wahrhaftiges „ätherisches" Ausgleiten bewirkt ein lebendiges und aufbauendes Gefühl.

Die Bewegung der Brustwirbelsäule geht immer mit einem kurzen Anheben, Sammeln und dann mit einem weiten Ausgleiten und Längerwerden einher.

Die Entwicklung von herzensnahen Empfindungen mit kosmischem Charakter

Arco, den 3.6.2006

Die erste und sogleich auch recht günstige Möglichkeit, die Brustwirbelsäule zu betrachten, ist es, dass wir uns der Mitte, die etwa zwischen Zwerchfell und Hals-Nacken-Bereich angelegt ist, als warmen, zum Erwachen und Gedeihlichen organisierten Sonnenraum bewusst werden. Es ist dieser Raum unsere eigene persönliche empfindungsvolle Präsenz, unsere eigene unmittelbare Gegenwart zum Leben. Im Kopfe sind wir tatsächlich mehr dem vergangenen Menschen unterlegen, im darunter liegenden Bauchbereich gehören wir den ganz tiefen, unbewussten Willensverhältnissen an, die einmal in die Zukunft hineingerichtet sein werden. In der Mitte aber, und damit ganz besonders im Herzensraum, sind wir der tagwache Bürger, derjenige Bürger, der tatsächlich dem lichten, wärmenden Dasein des Tages angehört.

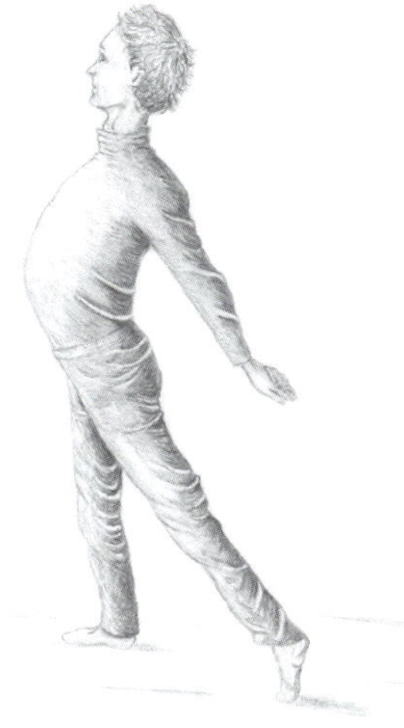

Dynamische Bewegung der Brustwirbelsäule mit einem Gegenzug der Arme.

Indem wir diese Mitte als Sonnenraum empfinden, als aktiven, lebendigen, bewegten, ständig sich austauschenden, kommunizierenden, empfindenden und somit zur Wachheit schaffenden, lebensvollen Raum, beginnen wir erste Kräfte zu organisieren, die auch eine Art Aufrichtekraft sowie eine damit verbundene Durchlichtung bringen. Diese Durchlichtung und Durchwärmung des mittleren Menschen erscheint außerordentlich wichtig, denn sie wirkt mit ihrer Freude verbindend in das Leben hinein und wirkt dynamisierend auf uns zurück. Innerhalb dieses Menschen in der öffnenden und wärmeentzündenden Mitte sind wir tatsächlich im intensiven, lebendigen, konkreten Austausch mit unserer Außenwelt. Gleichzeitig sind wir aber auch mit uns selbst gewissermaßen versöhnt. Wenn es uns gelingt, lebendig innerhalb dieser Mitte zu fühlen und zu erleben, entsteht Innerlichkeit.

Dieses gedeihliche, kreationsfreudige Fühlen in der Mitte ist aber, wie bereits in verschiedensten Beispielen ausgeführt, davon abhängig, dass wir wirklich richtige Empfindungen, richtige Gefühle mit zusammenhängenden Wahrnehmungen entwickeln. (26) Nicht Emotionen sollen sich in pausenlosen Kreisen auf- und niedertürmen, die unnötig nur das Herz belasten, sondern es sol-

(26) Häufig werden Gefühle auch mit romantischen Schwärmereien oder sentimentalen Neigungen verwechselt. Hier in diesem Kontext aber ist mit dem *wirklichen Gefühl* ein profunder seelischer Ausdruck gemeint, der mehr im Stillen des Inneren wurzelt und gar nicht so sehr wie eine Schwärmerei nach außen getragen wird.

len Empfindungen kreiert werden, die der Wahrheit unseres materiellen, seelischen und geistigen Daseins entsprechen. Wahre Empfindungen führen immer zu einer gesunden, rhythmischen Organisationskraft im Herzen, im Wechselspiel des Atems und damit auch in der gesamten Mittellage unserer physischen und psychischen Persönlichkeit. Diese Entwicklung von gesunden Empfindungen ist uns ganz besonders wichtig, da wir nicht nur intellektuelle Wahrheiten ergreifen wollen, sondern wir wollen mit diesen verschiedenen Gefühlen, die sich tatsächlich ausgestalten lassen, zu einem besseren, tieferen, vitalen Lebensgefühl kommen. Wir wollen diese Empfindung als eine Grundlage des Herzens und Grundlage des eigenen Selbstseins erleben.

Interessant ist es, wenn wir ein geometrisches Verhältnis in eine Erweiterung und Gliederung führen. Hierzu geben ein Kreis und ein inneliegendes Quadrat ein erstes Ausgangsbild:

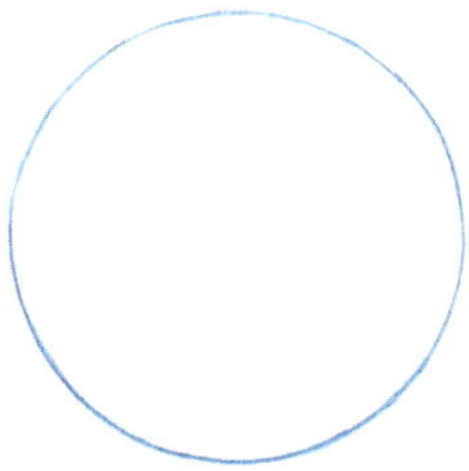

Die Unendlichkeit ohne Anfang und ohne Ende

Eine in klarer metrischer Form gehaltene Ordnung

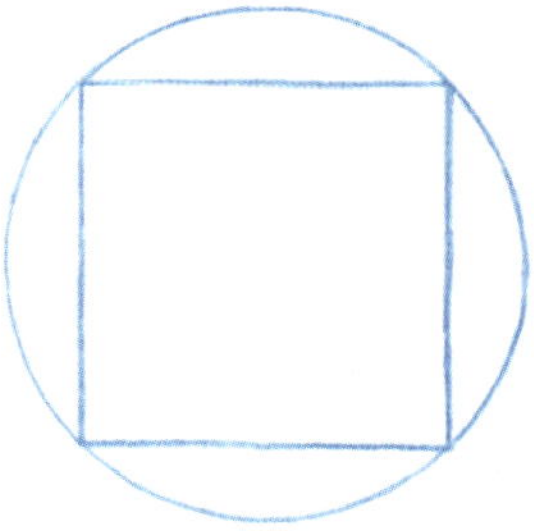

Beide geometrischen Bilder ergänzen sich zu einer harmonischen Zusammengehörigkeit. Der Kreis ist außen und beschreibt das größere Ganze, während das Quadrat innen eingelagert ist und eine Art für sich bestehende Wirklichkeit demonstriert.

Zwischen dem Flächenabschnitt des Quadrates und des umliegenden Kreises sind vier Leerräume gegeben. Was können diese vier Leerräume bedeuten?

Das menschliche, persönliche Leben, das in einen Körper eingeschlossen ist, ernährt sich nicht aus sich selbst heraus, aus seiner physischen Wirklichkeit, sondern es ernährt sich aus der zugeführten Nahrung, aus der Atmung, aus den Sinneswahrnehmungen zur Welt und schließlich aus der Lichtsphäre des Kosmos. In jenen vier Zwischenflächen können deshalb die individuellen Entwicklungsmöglichkeiten für das persönliche Wesen gesehen werden. Diese vier kleinen Zwischenflächen sind tatsächlich wie ein eigener Raum, der sich aus dem umliegenden Kreis in Verbindung mit dem inliegenden Quadrat bildet. Diese vier Flächen lassen sich gesondert summieren und jeweils miteinander, in Form von 2 mal 2, zu zwei Ellipsen addieren:

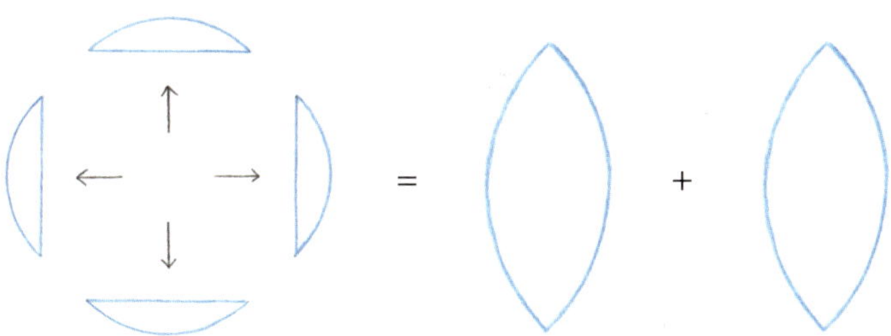

Lässt der Leser die Phantasie etwas spielen, kann er eine Ellipse in eine vertikale und die andere Ellipse in eine horizontale Anordnung bringen und auf diese Weise eine neue Figur bereiten. Gehen wir weiter, dass wir diese auch kombinieren und zwar in eine Horizontale und eine Vertikale, dann kommt wieder eine Figur zum Vorschein, die etwa, von der Größenordnung unabhängig gesehen, so aussieht (27):

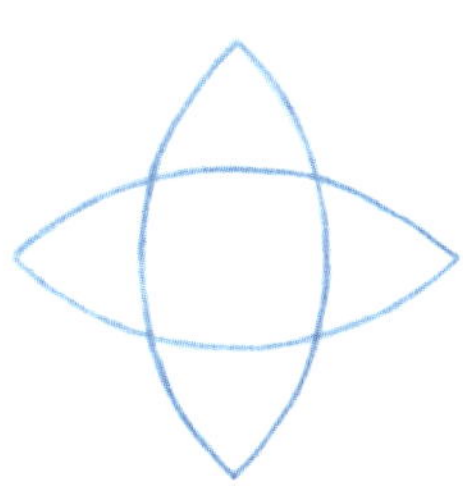

Eine Übung wie diese geometrisch zeichnerisch zu gestalten, kann eine sehr einfache und dennoch wirksame Hilfe für das innere Empfindungsleben geben. Derjenige, der diese Übung praktiziert, erlebt in seiner Seele, wie aus einer objektiven

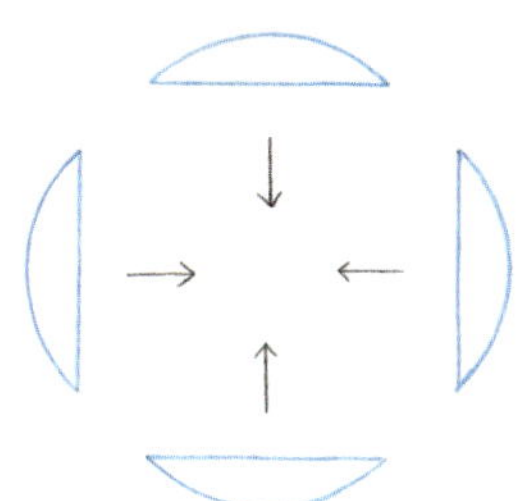

(27) Allgemein könnte man die Figur auch konstruieren, indem der Zeichner das inneliegende Quadrat mit seiner ganzen Fläche herausnimmt und die vier übrig bleibenden Seitenteile zusammenschiebt. Auf diese Weise ergibt sich infolge der Zwischenräume die gleiche zentrierende Figur.

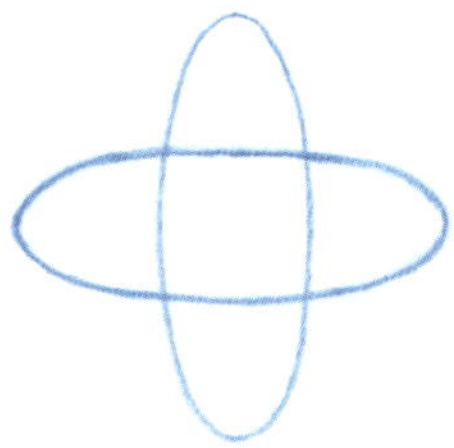

Die Kreuzform im dynamischen weichen Fließen als Ausdruck für ein Selbstgefühl im Herzen.

Ordnung der geometrischen Bilder eine neue Figur entstehen kann. Die Zentrierung der beiden Ellipsen zeigt sich nicht so sehr statisch, wie beispielsweise der Mittelpunkt des Kreises oder der Mittelpunkt des Quadrates, sondern dynamisch, gleichsam aus dem Bewegungsspiel des elliptischen Flusses. Die horizontale und die vertikale Ellipse bilden insgesamt vier Mittelpunkte, die, wenn sie ineinander gebracht werden, wieder einen Mittelpunkt hervorbringen.

Es ist ganz interessant, wenn wir diese Flächenstücke einmal gliedern, wieder neu zusammenfügen und im gleichen Verhältnis belassen. Das Zeichen, das durch diese fortleitende Analyse und neue Kombination entsteht, ist vielleicht im einfachsten Sinne eine Kreuzform, aber eine sehr bewegte Kreuzform, eine Kreuzform, die sich weniger in einer Härte, sondern beständig im weichen Fließen befindet. Diese Kreuzform befindet sich tatsächlich auch im Herzen.

Wir tragen im Herzen ein Kreuz. Das Herz, das nach den verschiedenen Kammern vierteilig ist, ist ein Ausdruck eines irdischen Knoten- oder Sammelpunktes. Gleichzeitig ist es auch wieder die Ausgangsstelle für alles Zirkulieren. Es trifft sich alle Bewegung im Herzen, da sich auch das Blut im Herzen sammelt. Das Blut strömt aus der Peripherie immer zu einem Mittelpunkt. So erleben wir im Herzen das umliegende soziale Leben, gewissermaßen das Links und Rechts, das, was sich weiterhin in horizontalen Bereichen des Lebens oder in irdischen Bereichen des Lebens befindet, und wir erleben auch im Herzen das, was im Vertikalen lebt, was im Haupte oder über uns ist und das, was unter uns ist, also im Stoffwechselbereich. Das Blut strömt immer in der Mitte des Herzens zusammen. Einerseits ist der Kreuzpunkt im wahrsten Sinne ein kritischer Punkt, denn in ihm trifft die Substanz des Lebens, das Blut, zusammen und andererseits ist mit diesem Zusammenströmen wieder ein intensives Gefühl verbunden, das im trefflichen Sinne als ein Selbstgefühl bezeichnet werden kann. Durch dieses Zusammenströmen von den verschiedenen horizontalen und vertikalen Impulsen bildet sich in der Mitte immer ein innerstes Gefühl für das persönliche Selbst aus.

Jener, der übersinnlich ein Herz betrachtet, bemerkt, dass sich auf diesem Einflüsse befinden können, die dem einzelnen Menschen fremd anlasten. Sie stören in der Regel über längere Zeit die gesunde Funktionalität des Organs, oder sie leiten sich weiter zu anderen Organen und bewirken dann an diesen Insuffizienzen oder Probleme.

Dieses Selbst ist in uns angelegt durch die verschiedensten gegenwärtigen wie auch die bisher geprägten Strukturen und durch die weiter hinzukommenden neuen Kräftewirkungen. Neues und Altes begegnen sich im Herzen. Darüber hinaus erleben wir, dies zwar mehr unbewusst, aber dennoch in einem ersten Empfinden, wie diese Stellung tatsächlich im Leben eine Art irdische wie geistige Position darstellt. Da wir beides im Unbewussten erleben, sowohl die Erde als auch ein Geistiges und darüber hinaus ein Außer-uns-Stehendes und ein In-uns-Befindliches, sind wir natürlich im verborgenen Herzensfühlen auf sehr schnelle Weise in Disharmonien mit mehr oder weniger deutlichen pathologischen Reaktionen konfrontiert. Die Herzensgefühle oder allgemein unbewussten Gefühle über das Selbst können sehr leicht in Unordnung geraten.

Es ist sogar eine Tatsache, dass diese Gefühle über das Ich-Selbst, wenn sich heute jemand einmal bewusst damit auseinandersetzt, sogleich einmal in viele Fragen, Unsicherheiten und damit auch Missverständnisse gelangen können. Wenn wir uns über das Ich-Selbst auseinandersetzen, dann kommen wir sogleich in die erste Schwierigkeit, denn wir stellen fest, dass dieses Ich-Selbst eine geistige Dimension ist und gleichzeitig aber auch eine sehr deutliche Ego-Verhaftung beinhalten kann. Was ist dieses Ego? Ist es nun ein höchstes Ganzes? Da wir mit diesen beiden Polen, dem Ego und einem höchsten geistigen Selbst konfrontiert werden, können wir eine sehr langatmige Betrachtung eröffnen.

Diese Betrachtung über das Ego, also jenes Wesensglied, das man als das niedrigere Ich bezeichnet, und jenes, das ein höheres Selbst ist oder das Glied, das man als geistiges Glied des Menschen bezeichnet, ist sehr schwierig und soll nur langsam in den nächstfolgenden Betrachtungen weitergeführt werden. Im Herzen jedenfalls trifft sich das untere und das obere oder das körperliche Dasein mit dem universalen geistigen Dasein und so stellt das Herz den Ort dar, an dem sich erstmals eine Einheit von den großen Polaritäten bilden kann. Dieses Herz bildet, und daran sei erinnert, den Mittelpunkt des ganzen Brustorganismus. Der Brustorganismus benötigt deshalb auch ein möglichst gutes und ausgeglichenes Herz.

Übungen zur Entwicklung eines Wärmeempfindens im rhythmischen System

In den vergangenen Tagen hatte ich von der Harmonie des Übens gesprochen. Die Übung wie sie im Äußeren erscheint, soll auf der einen Seite ein kosmisches Bild darstellen und auf der anderen Seite eine natürliche Ordnung im Körperlichen widerspiegeln. Indem wir diese Übungen mit den zugehörigen Vorstellungen oder entsprechenden imaginativen Bildern praktizieren, erzeugen wir in unserem Innersten eine harmonische Wirkung. Wir wirken auf den Astralleib (28) mit diesen Bildern etwa dahingehend, dass sich dieser Astralleib plötzlich viel wachsamer, viel umsichtiger zeigt und er auch in uns beginnt, sich für die weitere Beziehungsaufnahme zu interessieren. Es ist tatsächlich so, dass sich aufgrund dieser Bilder eine Art Nahrungsaufnahme für den Astralleib ergibt, die dazu führt, dass Leben oder entsprechend Lebendiges erwacht. Dieses Lebendige führt schließlich dazu, dass der Ätherleib (29), der hinter dem Astralleib ruht, auf gleichmäßig harmonische Weise eingestimmt wird. Indem der Ätherleib eingestimmt wird, folgt schließlich auch eine harmonische Inkarnation und Ergänzung bis hin zum physischen Leib.

(28) *Der Astralleib* ist ein esoterischer Fachbegriff für eine Dimension des Kosmos, die allgemein durch die Sterne außerhalb des Menschen existiert. Der Kosmos ist ein großer Leib oder bezeichnet ein großes astralisches Leben. Im Menschen aber existiert eine Art mikrokosmischer Abdruck des großen, übergeordneten Sternenmeeres. Jeder Mensch besitzt deshalb einen inneren individuellen, genau abgestimmten Astralleib. Er ist ein Leib, der auf intensive Weise im Menschen tätig ist. Für die Augen bleibt er jedoch unsichtbar.

(29) *Der Ätherleib* bezeichnet ein weiteres esoterisches menschliches Wesensglied. In diesem finden alle Kräfteflüsse und aufbauenden Tätigkeiten statt. Hätte der Mensch keinen Ätherleib, jenen feinstofflichen Lebensleib, könnte er niemals ein aufbauendes Leben entfalten. Auch der Ätherleib ist mit den physischen Augen nicht sichtbar, aber seine lebensbildenden und sprießenden Kräfte sind als Ergebnis einer lebendigen Tätigkeit wahrnehmbar.

Diese Übungsweise ist deshalb, wenn sie von Gedanken und rechten Bildern ausgeht, die mit Gefühlen beseelt sind, eine sehr günstige Form, wie wir auf den gesamten Leib oder die gesamten Leiber einwirken können. Wir durchlichten uns und bringen ebenfalls eine natürliche Ordnung in das gesamte innere System unseres Daseins hinein. Die Ordnung, die wir hineinbringen, kann schließlich auch zur Durchwärmung führen. Wir können etwa sagen: Das Licht im Leibe, gleich ob es mehr in der Mitte, in der oberen oder in der unteren Körperregion erwacht, entsteht durch eine richtige Gedankenaufbereitung, durch eine beseelte Gedankenentwicklung. Die Wärme entsteht aber, wenn diese Gedanken im genau bemessenen und vor allem auch geordneten Sinn an uns herankommen. Je geordneter der Gedankensinn an uns herantritt, umso mehr beginnt sich auf subtile Weise das ganze System zu erwärmen. Diese Wärme ist aber von so subtiler, so feiner Art, dass sie in der Regel nicht sofort als physische Wärme erspürt werden kann. Die Wärme jedoch ist wertvoller, wenn sie auf diese subtile Weise entwickelt wird, als wenn sie mehr mit den gröberen

Willensumsetzungen, beispielsweise durch Sport und Aktivierung des Bewegungsapparates, allein geschehen würde.

Wenn ich noch einmal an die Figur, die ich gestern aufgezeichnet habe, erinnere, dann können wir tatsächlich davon ausgehen, dass auch das Herz, das physische Organ, harmonisch durchformt und durchdrungen wird, wenn eine Übungsweise richtig absolviert wird. Nun lassen sich zwei einseitige Formen, die sich im Leben immer wieder entdecken lassen, erleben. Es können nämlich die beiden Ellipsen so stark zusammengezogen werden, dass eine reine Kreuzform entsteht. Auf der gegenteiligen Seite können aber auch die beiden Ellipsen gewissermaßen bauchwärts ausgedehnt werden, sodass die Figur mehr an Breite gewinnt und im wahrsten Sinne pummelig wird. Diese beiden Abweichungen aus der harmonischen Mitte gibt es im täglichen Leben tatsächlich. Das Herz kann einerseits zu stark erstarren, sich verengen und somit Mangel an Blut erleiden. Auf der anderen Seite kann sich das Herz erschöpfen und zu weich werden. Diese Kondition bezeichnet man in der Medizin als Herzausdehnung oder Dilatation.

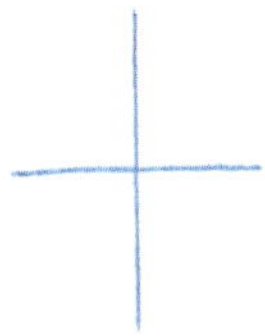

Stenokardie

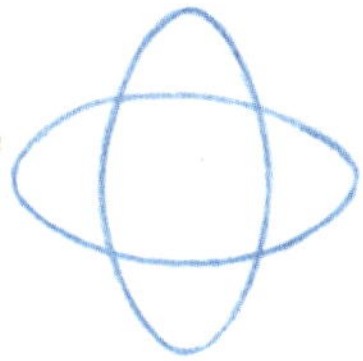

Dilatation

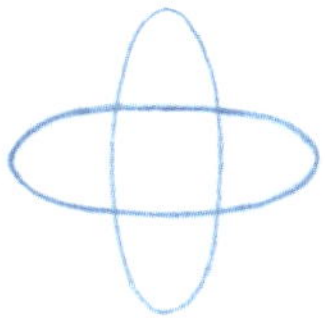

Harmonische Herzform

Bei der harmonischen Durchformung und Durchdringung treten weder die Kreuzform, die an den Todesprozess, an die Enge erinnert, noch die Dilatation, die Ausdehnung, die eine Schwäche verdeutlicht, in den Vordergrund. Die Bewegung im Zirkulationssystem und im zugehörigen Muskel, das ist der gesamte Herzmuskel, entfacht sich harmonisch. Es ist wirklich so, dass das Herz eine Art Harmonie in der Gestalt einnehmen kann. Diese Harmonie können wir tatsächlich dahingehend charakterisieren, indem die beiden Halbmonde zusammengefügt sind und sich diese zwei Kurven horizontalerseits und vertikalerseits ergeben.

Treten zu starke Todesprozesse auf, Schweretendenzen, dann entwickelt sich tatsächlich diese Kreuzform und es entsteht die Stenokardie, die Herzenge, die Enge in den Kranzarterien. Wir treten der Todespforte mit diesem Krankheitsbild näher. Ebenfalls ist aber auch die andere Art der Abweichung, die Dilatation, die gerne durch Entzündungen und Überlastungen entsteht, die Erweiterung des Herzens, ebenfalls ein Schwächezustand. Unter diesem Schwächezustand leidet schließlich die gesamte Vitalkraft.

Die Übungen selbst, wie sie entwickelt sind, sollten nicht als materielle Übungen verstanden werden, sondern tatsächlich als Übungen für die Seele, in die der Körper einbezogen wird. Wir können also das Üben tatsächlich als ein seelisches Üben bezeichnen. Das seelische Üben, wenn es richtig getätigt wird, entfacht diese feinen empfindsamen Prozesse, die lichtfreundlich sind und wärmeaktivierend wirken.

(30) Diese Gedanken sind tatsächlich im Vergleich zu herkömmlichen anderweitigen, nur wissenschaftlich orientierten Gedanken, schwierig. Sie sind schwierig, da sie uns in der Vorstellungskraft weitaus mehr beanspruchen als diejenigen Gedanken, die in einer Dialektik bestehen und die die geistige Realitätsebene ausschließt.

Nun kann ich natürlich nicht davon sprechen, dass uns sogleich mit den ersten Übungen bis über die Ohren hinauf warm werden wird, sondern ich muss davon sprechen, dass uns warm werden wird, wenn wir uns auch mit den weiteren Gedanken entsprechend auseinandersetzen. Die Gedanken, die für das Leben und für den Geistschulungsweg nötig sind, sind in jeder Weise eine Herausforderung. (30)

Weitere Übungen aus der Geometrie, die aus einer abstrakten Idee schließlich eine konkrete, metrische neue Figur entstehen lassen

Das Herz, das in der Mitte des Menschen gelagert ist, bringt ästhetische und harmonische Gefühle in das Leben. Indem jemand diese geometrischen Übungen für sich zeichnet, überträgt er auf empfindsame Weise die Idee der Ordnung wie auch die Idee einer Art Zentrierung auf sein inneres Seelenleben. Im Herzen ist, wie bereits angeführt, der Kosmos wirksam. Im Herzen zentrieren sich die verschiedensten Kräfte aus dem Universum. Indem jemand diese geometrischen Zeichnungen nachbildet, muss er seinen Gedankensinn vorstellend gebrauchen und des Weiteren muss er auf geordnete Weise ein Bild erzeugen. Auf praktische Weise motiviert er in sich eine feine Sensibilität, wie aus dem Kreis und dem Quadrat eine dynamische Figur entstehen kann, die vier Eckpunkte aufweist. Aus den vier Eckpunkten entstehen schließlich zwölf Blütenblätter. Diese zwölf Blütenblätter bezeichnen das bereits erwähnte feinstoffliche Herzzentrum *, das *anāhata-cakra*. Nach der indischen Lehre werden nämlich dem Herzzentrum zwölf Blütenblätter mit entsprechenden seelischen Eigenschaften zugeordnet. Die Übung erregt in diesem Sinne eine erste Idee für ein im Inneren bestehendes existenzielles Geheimnis.

In der anthroposophischen Pädagogik wird darauf hingewiesen, dass die mentale Tätigkeit, einen beobachteten Vorgang im Nachhinein Revue passieren zu lassen, besonders das rhythmische System belebt.

Für die Übungen benötigt man lediglich Lineal, Zirkel und Bleistift. Es ist aber günstig, wenn man sich die geometrische Figur genau in einer mentalen Vorstellung vorweg ausbildet und sie erst dann in praktischen Schritten vollzieht. Es sollte das Üben nicht ein bloßes Experimentieren darstellen, sondern es sollte sich die Vorstellung harmonisch bis hinein in die einzelnen Details ausbilden und daraus sollte mit Übersicht und Klarheit das geometrische Bild auf das Papier gebracht werden.

Die Herzfiguren eignen sich auch sehr gut zur meditativen Betrachtung. Man stelle sich konkret vor, wie eine nach der anderen entsteht. Die fertigen Figuren können dann mit geschlossenen Augen nachkonstruiert werden.

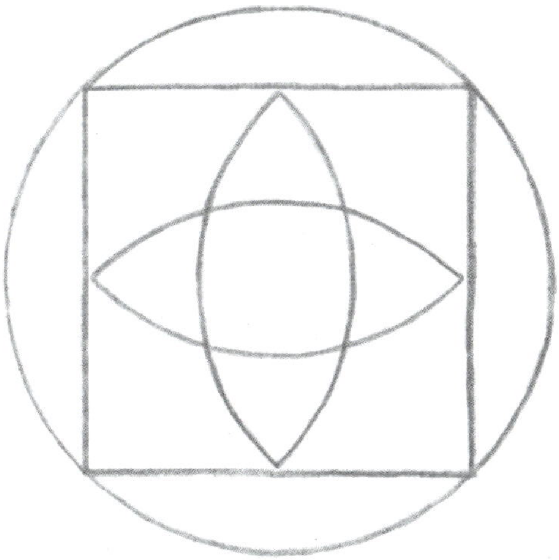

Herzfigur 1 : Grundfigur

I. Als Erstes wird ein Quadrat gezeichnet. Im zweiten Schritt wird der Kreis durch die Ecken des Quadrates gezogen („Umkreis"). Sein Mittelpunkt ist der Schnittpunkt (1) der Quadratdiagonalen.

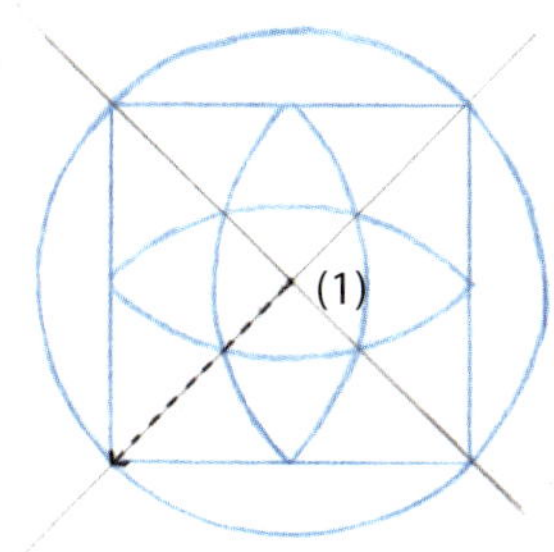

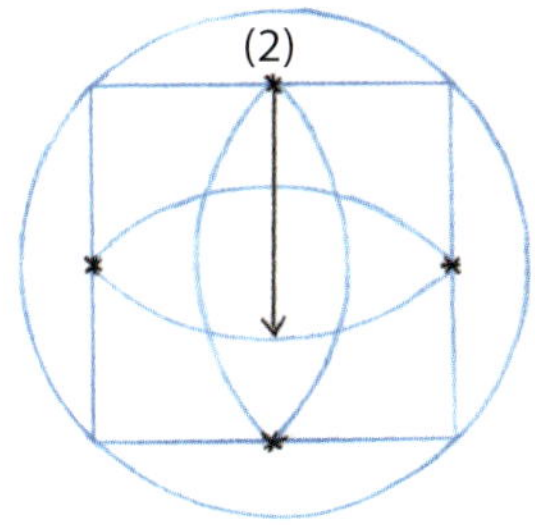

II. Mit dem selben Radius wie beim Umkreis werden vier Kreisbögen gezeichnet, die als Mittelpunkte die Mitten der Quadratseiten (2) besitzen. Man kann sich auch vorstellen, dass die vier äußeren Halbmonde zusammengeschoben werden.

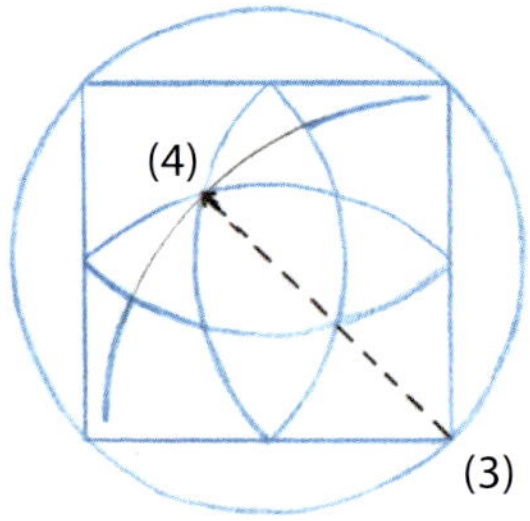

III. Zunächst wird die Grundfigur gezeichnet. Die äußeren Blätter, die in die Ecken wachsen, entstehen durch Kreisbögen um die Quadratecken (3), deren Verlängerungen durch die Bogenschnittpunkte (4) der Grundfigur laufen.

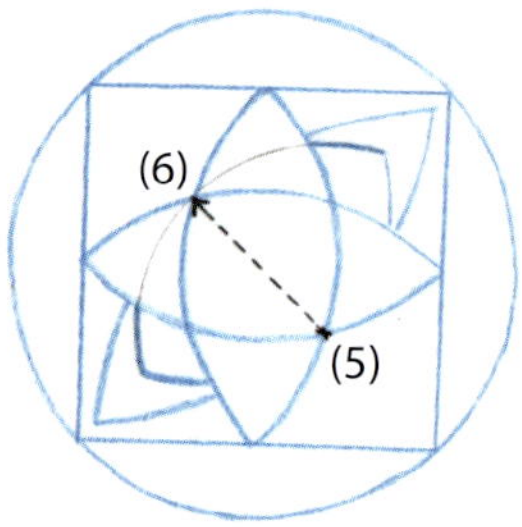

IV. Die inneren Blätter, die sich in die Ecken richten, sind aus Kreisbögen um die Bogenschnittpunkte (5) der Grundfigur gebildet, sodass die Verlängerungen durch den diagonal gegenüberliegenden Schnittpunkt (6) führen.

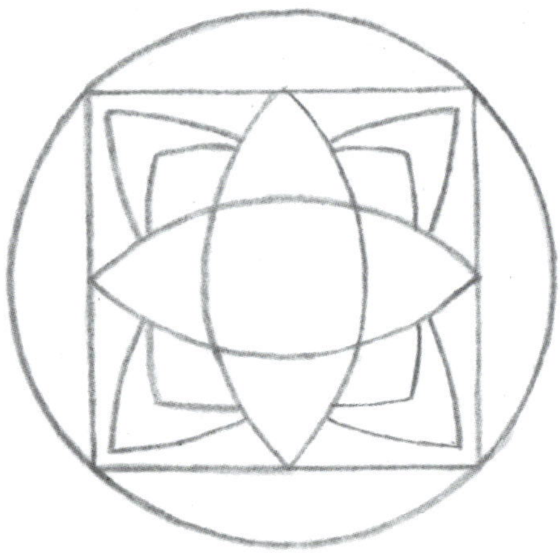

Herzfigur 2:
12 Blütenblätter in Eckrichtung

Diese Übung ist bereits fortgeschrittener und erfordert ein erhöhtes Vorstellungsleben, um zu einem harmonischen Ergebnis zu kommen. Aus einer metrischen Figur entwickelt sich jedenfalls wieder eine neue Vielfalt von einer Art Blütenblätter, die in sich geometrisch geordnet bleiben.

V. In die Grundfigur wird als Hilfslinie der Kreis gezeichnet, der das Quadrat von innen berührt („Inkreis"). Auf ihm befinden sich die Spitzen der 12 Blütenblätter im Abstand von 30° (360°: 12 = 30°). Der Radius entspricht dem Umkreis der Herzfiguren. Der Mittelpunkt liegt jeweils auf den Spitzen der 12 Blütenblätter.

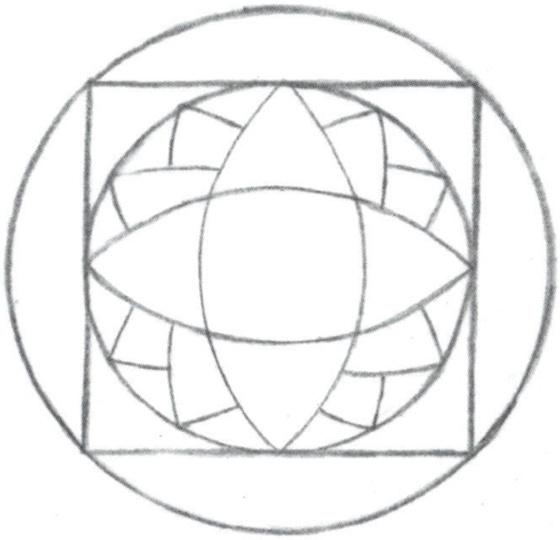

Herzfigur 3:
12 Blütenblätter im Kreis

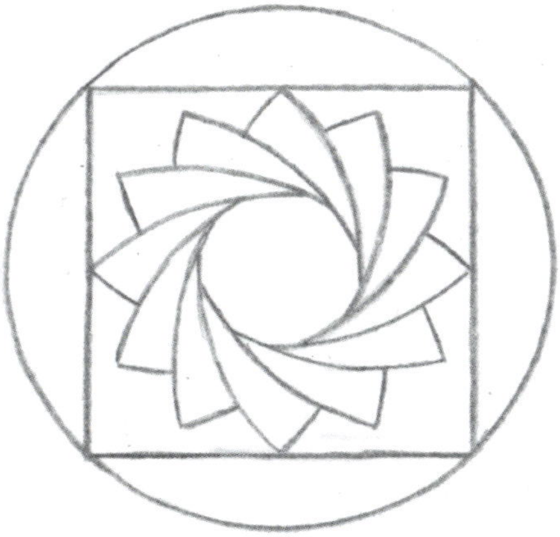

VI. Die Figur geht aus vom Quadrat mit seinem Umkreis. Als Hilfslinie wird der Inkreis benutzt, auf dem sich im Abstand von 30° die Spitzen der Blütenblätter befinden. Diese Spitzen sind gleichzeitig die Mittelpunkte von längeren und kürzeren Kreisbögen. Der Radius wird wie beim Umkreis gewählt. Die längeren Kreisbögen formen im Inneren eine 12-eckige Figur, die beinahe wie ein Kreis aussieht.

Herzfigur 4:
12 Blütenblätter in Bewegung

Ein Rhythmus soll aufbauend und gesund sein

Eine der ganz häufig auftretenden Verwirrungen, und das muss hier direkt einmal explizit ausgedrückt werden, ist es, dass sich mit der heute üblichen schnellfertigen und halbherzigen Kenntnisnahme religiöser Möglichkeiten, religiöser Weiterentwicklung fast immer eine gewisse Art Umkehrung einstellt. Diese kennzeichnet sich meistens darin, dass man dasjenige im Leben zu stark fördert, das man nicht fördern sollte, und diejenigen Pflichten unterlässt, die man aber nicht unterlassen soll. Diejenigen Pflichten, die man, nach geistigen Maßstäben beurteilt, tun soll, treten in den Hintergrund, aber die wirklichen Abhängigkeiten und Bindungen, die losgelassen werden sollen, drängen sich doch wieder in den Vordergrund. (31)

(31) Häufig lässt sich in der Erfahrungspraxis und Therapie beobachten, dass gerade diese hier geschilderte Umkehrung vorliegt und das Immunsystem in der natürlichen Reaktionsweise belastet ist. Tatsächlich liegt gerade bei der Krebserkrankung häufig eine Schwäche des sogenannten Ich-Selbst vor. Die Gründe hierzu können sehr unterschiedlich sein.

Eine Aufgabe zur Mittenorientierung, zur gesunden Rhythmuserkraftung liegt deshalb darin, all diejenige Pflicht in der Seele und im Äußeren des Lebens zu leisten, die im Sinne einer Ordnung auf diesen Gebieten zu leisten ist. Wir müssen beispielsweise richtige Entsagung * lernen. Die wirklich richtige Entsagung ist die, dass wir uns von gewissen Mächten lossagen, die der Seele fremd anlasten, die beispielsweise einen Bindungscharakter tragen. Häufig ist es so, dass Menschen versuchen, sich zu sehr vom Äußeren zu entfernen, wenn sie eine religiöse Orientierung einschlagen, oder sie begeben sich in triviale neue Bindungen, wie es wohl am häufigsten in der Kirche geschieht, und konservieren ihre persönlichen Abhängigkeiten. Indem sie sich zu sehr vom Äußeren doch wieder bestimmen lassen, beispielsweise von bestimmten gewohnten religiösen Glaubensformeln, von Emotionen, die damit verbunden sind, kommen sie leicht in eine innere Bedrängnis und können hier in ihrem Leben die gesunde Wahrheitsliebe nicht mehr aufbringen. Man muss sich tatsächlich von den mehr inneren kritischen Formen lossagen lernen, von denjenigen Bereichen, die in der Seele eingegraben sind oder die sich der Seele suggestiv bemächtigen und die das Leben in eine ungünstige Anziehung führen. Dagegen muss man sich von äußeren Arbeiten und Gesellschaftsformen in der Regel nur so weit lossagen, soweit sie wirklich zur Belastung oder zur ungesunden Art des Lebens geworden sind.

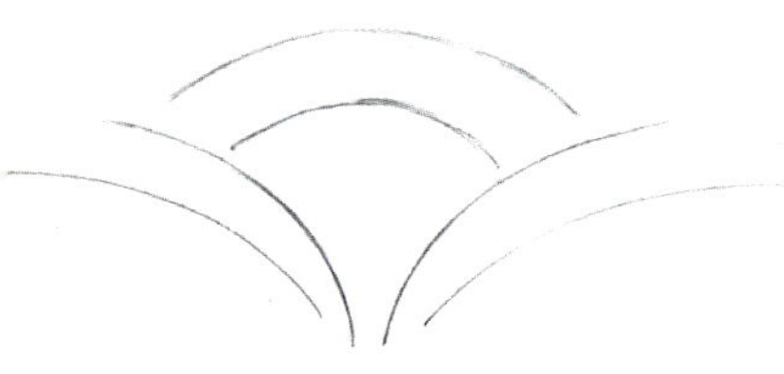

Übergeordnete Verpflichtungen, wie auch aufsteigende individuelle Bedürfnisse sollten durch eine schöpferische Aktivität des Ich-Selbst zu einer Harmonie im Menschen führen. Die Harmonie kann grafisch mit dieser kleinen Skizze eine Verdeutlichung finden.

Diese richtige kleine und rhythmische Entsagung zu lernen, führt dazu, dass sich auch eine gesunde Dynamik im Leben aufbaut. (32) Im Einzelnen kann es natürlich nicht geschildert werden, wovon man sich genau lossagen muss und welche Pflichten man weiterhin ergreifen soll. Es ist wichtig, dass man über diese Gedanken ausreichend nachdenkt. Es sind fast immer Umstände, die im Inneren wurzeln, von denen man sich wirklich einmal entfernen muss. Wenn man beispielsweise über eine Konfliktsituation nachdenkt, kann es sein, dass man sich um der Lösung des Konfliktes willen gerne aus dem Konfliktherd entfernen möchte. Die einfachste Form, dem Konflikt auszuweichen, ist es, sich aus allen Strukturen, die konfliktverwandt sind, loszusagen. Es stellt sich aber die Frage, welcher Teil oder welche innerste Prädestination gegeben ist, dass gerade die persönliche Seele in diesen Konflikt hineingeglitten ist. Indem die Fragestellung mehr auf die inneren Umstände gerichtet wird und vorsichtig über einige Zeit hinweg eruiert werden kann, welche Voraussetzungen tatsächlich im eigenen Charakter wurzeln, kann bald eine sinnvolle Loslösung geschehen und es entwickelt sich damit eine sehr ganzheitliche oder sehr treffliche Konfliktlösung. Es wird dann die Loslösung von den eigentlichen Ursachen mehr in der Verhaftungswelt des Ego erreicht, als wenn man sich nur äußerlich aus den verschiedenen Umständen, die man gerne für die Sache verantwortlich macht, entfernt. Diese richtige Entsagung aber zu lernen, ist eine Aufgabe, die über Jahre hinweg einen Schüler auf dem geistigen Weg begleiten kann. Sie ist eine Disziplin, die gerade zur Entwicklung eines gesunden rhythmischen Zirkulierens beitragen kann.

(32) Mit *rhythmischer Entsagung* ist kein großer Lebensrückzug, Fasten oder gezielt auferlegtes sparsames Leben gemeint. Entsagung wird hier mehr für die oftmals zur Gewohnheit gewordenen psychischen Laster oder Anbindungen an Unwesentliches verwendet. Nicht von einer großen, sondern eigentlich von einer kleinen Entsagung wird hier gesprochen.

Wenn diese richtige Entsagung eintreten kann, wenn sie praktiziert wird, steigert sich in der Regel die Vitalkraft des Herzens. Die Vitalkraft der Mitte ist wertvoll, denn sie ist dann nicht eine Emotionskraft, nicht eine zu starke nach außen übergreifende Macht des persönlichen Daseins, sondern sie schenkt dann eine entsprechend größere Fülle von lebendiger, aktiver gefühlsausstrahlender Willens- und Lebenskraft. Mit den Gedanken über die rechte Entsagung können wir bereits sehr viel ordnen und die friedvolle Mitte des Herzens beleben. Wenn wir schließlich die geeigneten Übungen hinzupraktizieren, können wir von guter Hoffnung sein, dass diese Mitte schon sehr schnell lebendig durchlichtet und durchwärmt wird. So-

Die Erfüllung einer Pflicht und das Annehmen einer wirklichen Autorität muss nicht unbedingt das Individuum begrenzen, es kann wie ein überspannender und haltspendender Bogen für das Leben sein.

bald eine Durchlichtung und Durchwärmung geschieht, ist eine degenerative Krankheitsanfälligkeit kaum mehr möglich. Eine Krankheit wie beispielsweise ein Karzinom kann eigentlich nur entstehen, wenn entweder unsere Schöpferkraft so weit verausgabt ist, dass wir darniederliegen und das Immunsystem seinen Aufgaben wirklich nicht mehr nachkommen kann, oder wenn wir uns im Leben so weit in einen Prozess hineinbewegt haben, dass kein Licht und keine Wärme mehr in uns hineinfinden.

Die Wirkung der verschiedensten Übungen wie auch die Auseinandersetzung mit ihnen kann unter Umständen eine wesentliche Qualitätsverbesserung des Lebens bewirken. Wichtig ist es, um noch einmal den Kerngedanken und damit den Grundsatz des Übens zu betonen: Wir sollten gesunde, sowohl herzensnahe als auch seelisch wahre Empfindungen heranbilden. Wir sollten nicht nur üben, um etwas zu schaffen im Sinne einer Lichtfreundlichkeit. Wir sollten vielmehr diese Lichtfreundlichkeit in der Mitte dahingehend entwickeln, indem wir uns wirklich mit den möglichen Empfindungen auseinandersetzen und sie somit wahre integrative Kreationen werden, kreative Kräfte der Mitte, kreative Kräfte, die uns zum Inkarnieren verhelfen. (33)

(33) Das Wort *Inkarnieren* heißt in sich selbst hineinzufinden, einen besseren intakteren Leibzusammenhang zu finden.

Die Empfindung ist lichtverwandt. Je lebendiger eine Empfindung ist, je wahrer und je intensiver sie in einem Zusammenhang steht, umso mehr beginnt sie wirklich als Kreation, als eine substanzielle Kraft aufzuleuchten. Im Gegensatz dazu, das wurde bereits mehrmals ausgeführt, steht die Emotion. Die Emotion besitzt immer einen beunruhigenden, unruhig fließenden Charakter. Die Emotion kann auch, nachdem eine zu starke Hitzewallung oder eine zu starke Art Bewegung entstanden ist, entsprechend nur wieder eine Schwächung mit nachfolgender Dunkelheit erzeugen. Die seelisch wahre Empfindung dagegen ist wirklich ein Lichtbürger. Die kosmisch ganzheitlichen und herzensnahen Empfindungen sind lichtfreundlich.

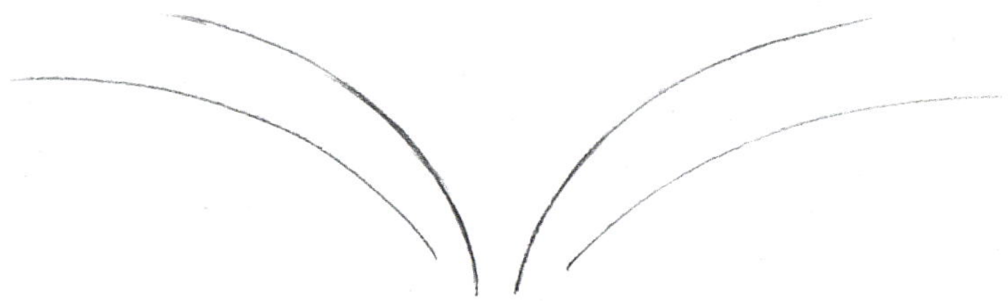

Die psychische Wirkung eines seelischen Rückzuges

Es ist ganz interessant, wenn ich einmal auf eine Tatsache hinweise, die dem gesamten Seelenleben hinderlich entgegensteht. Diese Tatsache ist die psychische Rückzugsneigung des Menschen. Die Rückzugsneigung ist eigentlich der Beginn der Degeneration. Nicht der Kampf, die Auseinandersetzung, die umherschlagenden Diskussionen und Konflikte sind tatsächlich die wesentlichsten Ausgangspunkte für die Degeneration, sondern es beginnt dann das eigentliche Schicksal zu walten, wenn ein ungesunder oder ungünstiger Rückzug des seelischen Lebens und allgemein des ganzen Wesensverhaltens, das daran geknüpft ist, eintritt. Es ist aber wichtig zu erkennen, welche Dimension in einem Rückzug entsteht. Was ist ein Rückzug? Wann tätigen wir einen Rückzug?*

Mit dem Rückzug ist nicht gemeint, dass wir uns einmal von einer Arbeitsstelle zurückziehen oder uns zu einer Person, mit der wir nicht zurechtkommen oder mit der wir nichts mehr zu tun haben wollen, distanziert verhalten. Mit dem psychischen Rückzug, den ich meine, ist mehr ein innerster Prozess der Dissoziation der Seele und der Seelenkräfte einhergehend. Es zieht sich das Denken, das Fühlen wie auch das Willensverhalten von dem eigentlichen natürlichen Lebensgefüge zurück. Der Ätherleib fällt aus der Kontrolle der oberen Organisationskräfte, des Ich-Selbst und des Astralleibes. Wann ist das der Fall? Es ist in der Regel dann der Fall, wenn das Ich so weit überfordert ist, dass es nicht mehr zurechtkommt mit den verschiedenen gegensätzlichen Wirkungen des Lebens, mit den sogenannten unterschiedlichsten Polaritäten. Wenn das Ich einmal in eine Art Schwächung kommt, dann kann dieser Rückzug ganz ungesehen, ganz unbemerkt im Innersten eintreten und eine persönliche Wesensveränderung mit einer lauen, entfremdeten Willensneigung oder mit einseitigem und daher geschwächtem Vitalverhalten entsteht in der Folge.

Der *seelische Rückzug* kennzeichnet sich oftmals durch depressive Stimmungen und Interesselosigkeit. Das fehlende Feuer der Begeisterung lässt den Körper wie eingeschnürt wirken. Er reagiert leicht mit Kälteerleben bei gleichzeitiger Überempfindlichkeit.

Die Folge dieses Rückzuges ist aber in der Regel schwerwiegend, denn meist knüpfen sich dann die ersten Initialphasen eines wirklichen schwereren Krankseins an. Im Rückzug beginnt meistens das Zellsystem zu degenerieren, denn es ist der Ätherleib, der ohne die Ich-Führung fremdartige Einflüsse, die ihn blockieren und ihn aus dem Zusammenhang ausgliedern, aufnimmt. Unterschiedlich lange können dann die Phasen sein, bis eine Krankheit tatsächlich zur Diagnose und damit zur Offenbarung kommt. Der psychische Rückzug mit seiner Dissoziation jedoch ist ein ganz signifikantes Merkmal, das wir auch im Sinne des Yoga beachten wollen. Wenn sich die Seelenkräfte zurückziehen und sich nicht mehr kontaktfreudig, interessiert, lebendig in das Lebensgefüge eingliedern, dann ist tatsächlich eine Aufmerksamkeit in größerer Hinsicht notwendig. Wichtig wäre dabei, dass eine Person, die zu einem Rückzugsverhalten in der Seele neigt, dies rechtzeitig bemerkt und diesem Rückzug sinnvolle Schritte entgegensetzt.

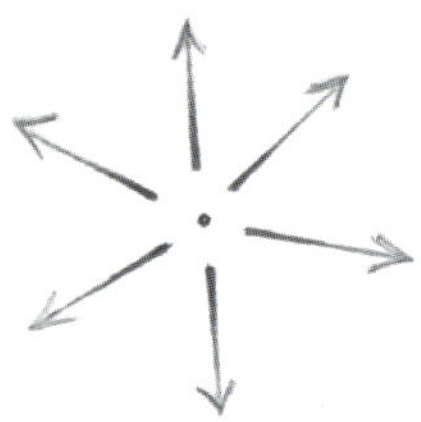

Zentrifugale Dynamik

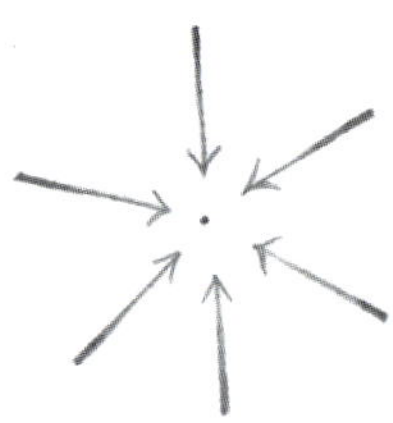

Zentripetale Dynamik

In der Regel entsteht der Rückzug dann, wenn die äußeren Einflüsse in ihren polaren Wirkungen zu viele Anforderungen stellen, und dadurch eine Überforderungssituation entsteht. Nun ist es natürlich eine Angelegenheit der einzelnen Person, herauszufinden, welche Umstände wirklich eine Überforderung sind und welche Möglichkeiten aber in einer Art Aufbauleistung bestehen, wenn sie auf rechte Weise ergriffen werden. Meist entsteht gerade innerhalb des Rückzugsverhaltens der Fehler, dass man jene Möglichkeiten, die eine gesunde Aktivierung bringen würden, unterlässt und sich aber nicht von den Posten und Tatsachen distanziert und zurückzieht, zu denen eine ungünstige überfordernde Beziehung besteht. Das menschliche Leben neigt, wenn es nicht sorgfältig hinterfragt wird und etwas von Stressfaktoren gepeinigt ist, genau zu gegenteiligen Reaktionen. Automatisch wird fast jeder diesen Fehler begehen, dass er sich bei stressgeplagten Situationen von den gesunden Phasen des Lebens zurücknimmt und zu den kranken hinwendet.

Im Gespräch miteinander oder im Gespräch mit einem Therapeuten, vorausgesetzt es handelt sich um einen kompetenten Therapeuten, kann leichter eruiert werden, welche Möglichkeiten zu ergreifen sinnvoll sind und welche Laster, Leidenschaften und Rollenspiele tatsächlich bestehen, die man unterlassen sollte. Zur Ordnung des inneren Lebens, zur tatsächlichen beginnenden Durchwärmung des ganzen Daseins ist es günstig, wenn man keinen falschen, keinen unphysiologischen und damit keinen für die Seele belastenden Rückzug tätigt. Günstig ist es, wenn jemand den Mut aufbringt, in ständig erweitertem konstruktivem Sinne über die gewöhnlichen Grenzen der Abhängigkeiten hinaus aus dem Leben etwas zur Formung zu schaffen, das Leben zu führen und zu meistern.

Aus einem Zentrum wirken zentrifugale Kräfte nach außen zu einer sich immer größer werdenden Ausdehnung als Antwort auf das Einwirken von zentripetalen, wohlgeordneten lichten Kräften von außen.

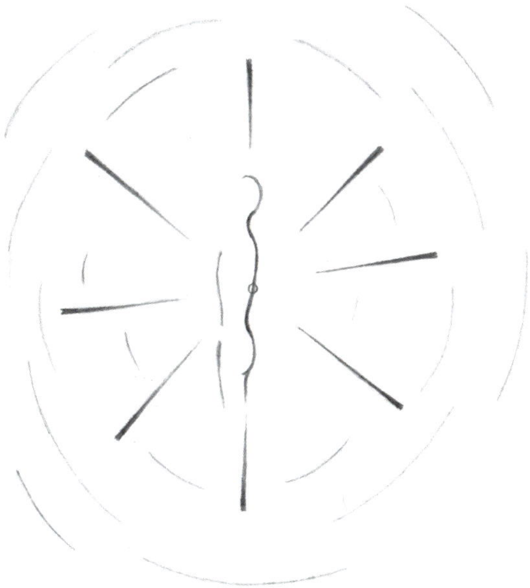

Das Zentrum der Kreise liegt wie in den Zeichnungen im Bereich des 9./10. Brustwirbels, und die zunehmende Ausdehnung wird durch die größer werdenden Kreise dargestellt.

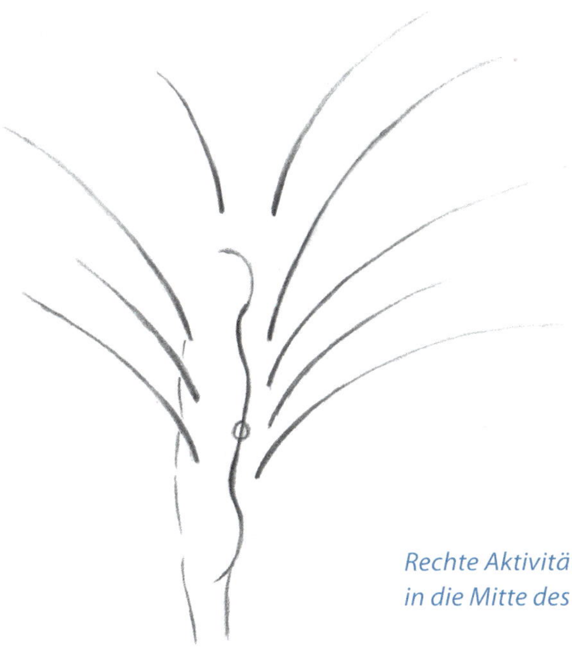

Die Dynamik trägt die Wirbelsäule in eine geschmeidige Aufrichtung. Mit der Dynamik der Wirbelsäule steigen die Möglichkeiten der Aktivität und des sozialen Einsatzes des Menschen.

Rechte Aktivität führt das Feuer in die Mitte des Menschen hinein.

Lebendigkeit der Auseinandersetzung

Dieser Yoga, wenn er als ein Grundprinzip des Lebens angenommen wird, kann für jeden Menschen wesentliche und auch umfassende phantasiebringende Aussagen geben. Es ist diese Art des Yoga so konzipiert, dass man sich nicht auf eine bestimmte Stufe sogleich eintragen und einschwören müsste, sondern es können die einzelnen Teile und Inhalte nach und nach ergriffen und für das Leben konstruktiv tauglich gemacht werden. Wichtig ist nur, dass nicht eine Art Konsumorientierung auf diesem Weg des Yoga praktiziert wird, sondern ein produktives, ein lebendiges Umgehen. Dieses lebendige Umgehen steht am Anfang aller Yogaaktivität und schließlich auch am Ende der Disziplin. Die Lebendigkeit wird schließlich bleiben und die Lebendigkeit wird für sich selbst das Zeugnis des schöpferischen und unmittelbaren Seins darstellen. Am Anfang sollen nicht der Konsum und das erdrückende Verhältnis des nur passiv rezeptierenden Annehmens sein, sondern es soll ein lebensvoller und lebendiger Umgang erfolgen, der sich tatsächlich in der Auseinandersetzung erfreut. (35)

(35) Unter *Konsum* kann hier im weitesten Sinne eine Passivität verstanden werden, die die Impulse der Außenwelt nur nach innen verschluckt, ohne sie zu beantworten oder damit in Beziehung zu treten. In Bezug auf das Üben werden die stimulierten Energien nicht für das eigene Wohlbefinden „genossen" und als Maßeinheit konserviert, sondern weitgehend nur als begleitende Nebenerscheinung angenommen, da das Augenmerk dabei mehr auf einen neuen Empfindungs- und Gedankenprozess gelegt wird.

Die Freude der Auseinandersetzung soll jeder auf diesem Yogaweg zumindest kennenlernen. Es ist eine Freude für den Astralleib, wenn er beispielsweise jene Bilder über die Dreigliederung des Menschen oder Bilder über geometrische Symbole und Figuren, wie sie beschrieben wurden, dargestellt bekommt, da er diese Bilder unmittelbar auf sich selbst übertragen kann. Er überträgt sie und er stellt bei sich im Organisch-Inneren, wenn er mit den Sinnen daran entlangtastet, fest, dass tatsächlich die Gedanken mit ihrer Logik im Organischen eingraviert sind. Wenn also jene Bilder, wie beispielsweise dieser einzelnen Figuren, dargestellt werden und wenn wir sie mit Interesse zur Kenntnis nehmen, dann erfreut sich der Astralleib, da er im Innersten tatsächlich wahrnimmt, dass es stimmt, dass diese kosmische Logik im Innersten auch in den Organen wiederzufinden ist. Er stellt also fest, in den Organen ist ein Kreuz oder es will sich ein Kreuz manifestieren und es will sich auf der anderen Seite wieder eine Ausdehnung manifestieren. Er identifiziert diese lebendigen Symbole als gegebene Wirklichkeiten im Inneren.

Die Freude der Auseinandersetzung ist deshalb ein erster Punkt, den wir im Yoga auf jeden Fall kennenlernen wollen. Am Anfang steht die Lebendigkeit der Auseinandersetzung, am Ende bleibt die Lebendigkeit in der Schaffenskraft, ich möchte sagen, in der Art Zeugungsfähigkeit von wirklicher Größe und Kraft. Es ist die Zeugungsfähigkeit oder Schaffenskraft des produktiven Lebens selbst, die es ermöglicht, dass ausstrahlende und weit gefasste Liebe und Kraft in das Leben erzeugt werden. Nicht die Anhaftung an die physische Zeugungskraft bleibt schließlich als Resultat, sondern die geistige Schöpferkraft bleibt als das wertvollste Gut. Diese geistige Schöpferkraft ist im wahrsten Sinn eine Gabe des Lichtes und der Liebe für andere.

(36) Gerade das sensitive Bewegungsleben, das bewusst mit den Armen und Händen vollzogen wird, erreicht auf intensive Weise die feinen Stoffwechselprozesse. Diese werden angeregt und mit Wärme durchdrungen.

Verschiedene einfache und auch anspruchsvollere Übungen mit mentaler, sensibler und körperaktiver Beteiligung

Die erste Übung ist der Kreis des Herzens. Der Kreis ist außerordentlich interessant, da dieser Kreis uns sogleich auf die Art der Gedanken- und der Bewusstseinsführung aufmerksam macht. Wir kommen ganz natürlich auf die wünschenswerte Entwicklung der Seelenkräfte zu sprechen, wenn wir einmal den Kreis mit den zugehörigen Inhalten praktizieren. Der Kreis ist auf zweierlei Weise ausführbar. Wir können ihn ausführen, indem wir das Runde mit den Handinnenflächen tasten. Bei diesem Tasten des Runden wollen wir wirklich lebendig die Sinne beteiligen. Wir führen die Sinne gezielt an die Vorstellung des Runden heran. Wir kreieren über die Sinne die Empfindung, erleben sensitiv und intensiv mit dem Tastsinn die Rundung, und das Ergebnis wird schließlich sein, dass wir rückwirkend auf den physischen Körper eine beruhigende Reaktion spüren. Wir spüren in der Nähe des Herzens, dass das physische Erleben friedvoller und angenehm wird. Das Wesentliche ist es aber, dass diese Rundung lebendig in der Sinnesaktivität erfahren und der Kreis in der Vorstellung behalten wird. (36)

Eine Rundung lässt sich gerade mit den Händen tastend als Rundung erleben,

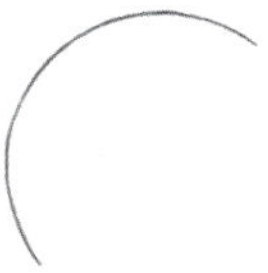

während eine Figur mit geraden Linien wieder ganz anders wahrgenommen und empfunden wird. Indem auf diese Unterschiede geachtet wird, bereichert sich das Empfindungsleben.

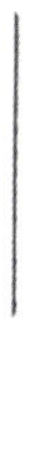

Eine zweite Interpretation können wir zu dem Kreis hinzunehmen, indem wir den Kreis als das Symbol des Unendlichen denken. Nehmen wir das Sinnbild des Unendlichen, formen

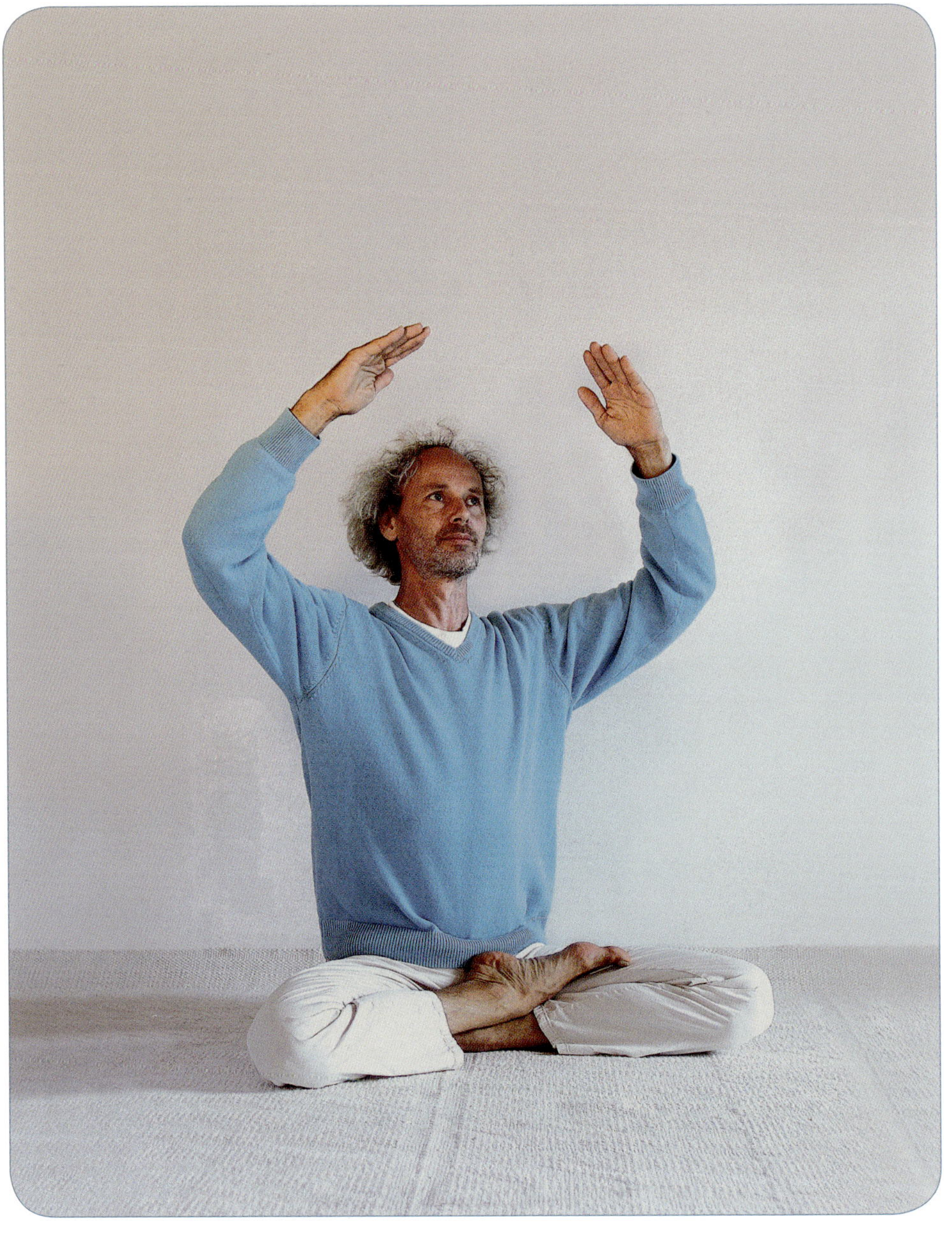

Das Formen eines Kreises
mit der mentalen Vorstellung der Rundung

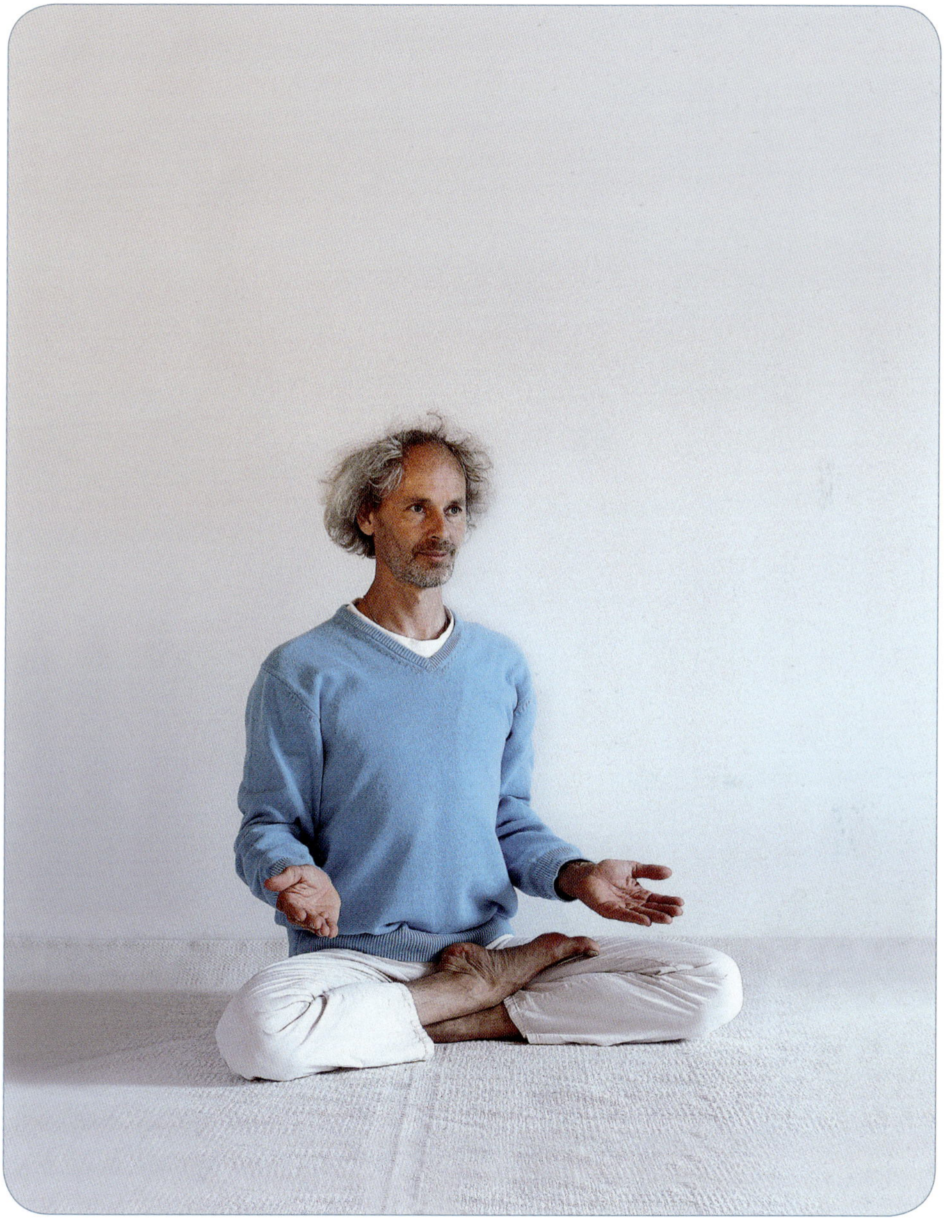

Das Formen des Kreises
mit der mentalen Vorstellung über die Unendlichkeit

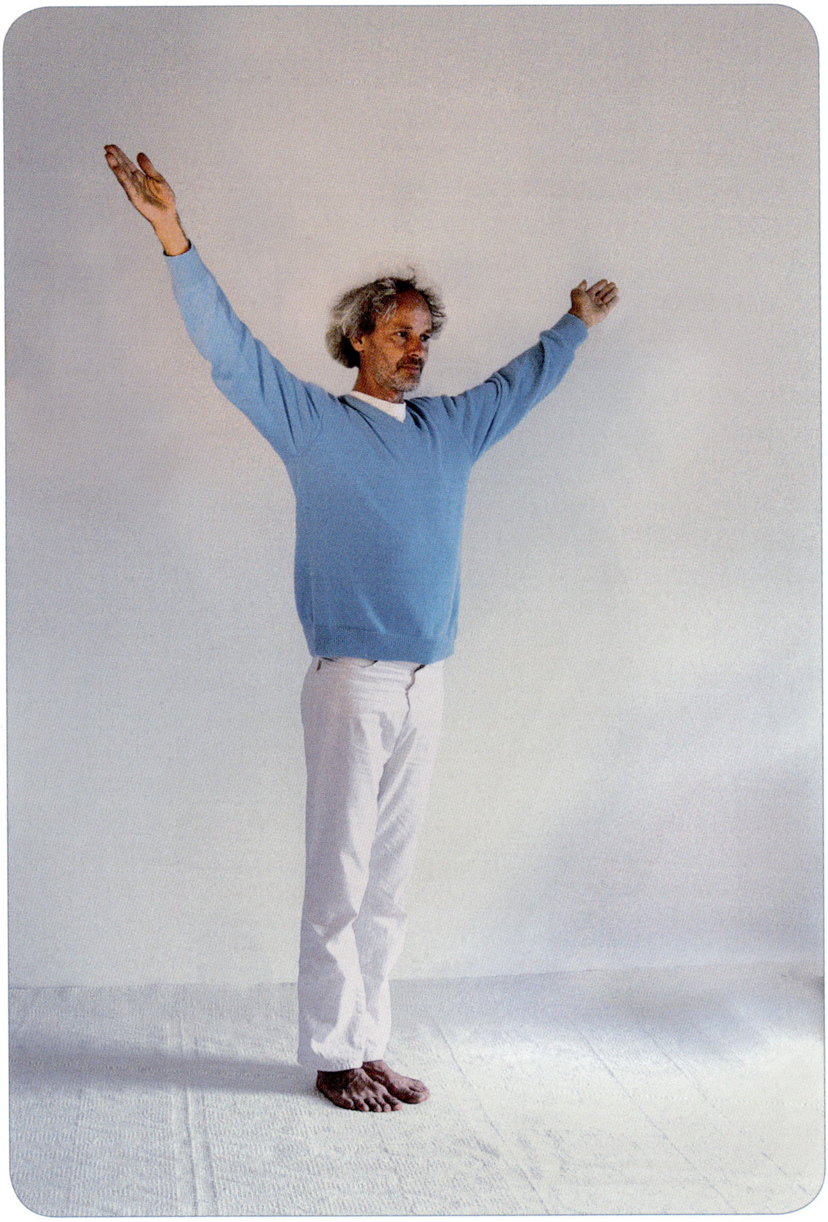

Beginn der Zehenspitzenstellung –
von oben nach unten wird die Bewegung geformt

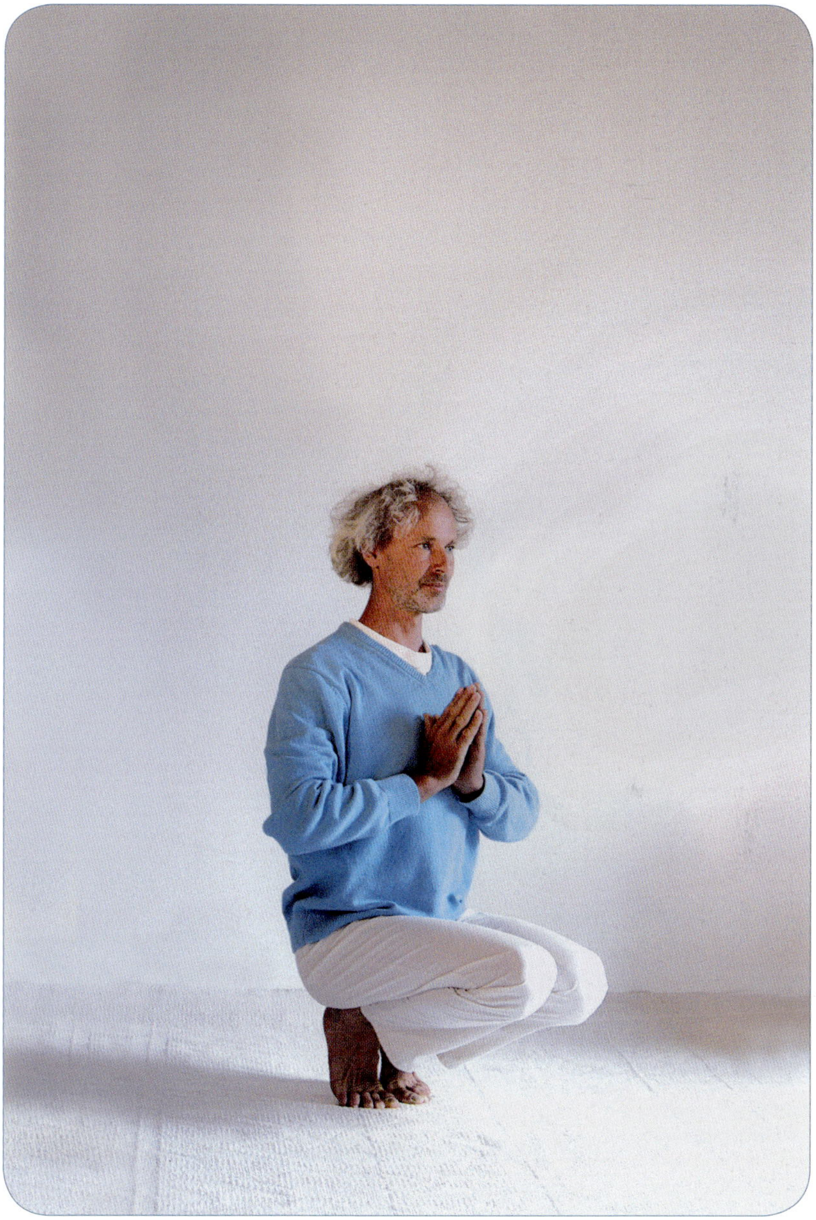

pādāṅguṣṭhāsana, die Zehenspitzenstellung –
Einkehr in die Mitte des Herzzentrums

wir den Kreis und beobachten wir in der Fortsetzung, wie sich die Erfahrung zeigt. Wir bemerken bei dieser Formung, die ganz von dem Gedanken geleitet ist und nicht von den Sinnen, dass wir uns auf diese Weise rückwirkend im Körperlichen mehr als endliches Geschöpf erleben. Wir erleben eine Gegenüberstellung von einem Unendlichen zu einem Endlichen. Das Denken über die Existenz eines Unendlichen führt zu einer sanften und ruhigen Stimmung der Bescheidenheit. Die Folge dieser Übung ergibt eine Zentrierung auf feinste Weise nach innen zum Herzen. Diese Zentrierung zum Herzen finden wir dadurch ganz subtil, da wir uns in einer Ordnung erleben. Wir sind tatsächlich einerseits mit dem Herzen unendlich, andererseits sind wir aber in den physischen, begrenzten, endlichen Raum hineingestellt. Da wir diese Empfindung erleben, wenn wir den Gedanken über das Unendliche denken, erleben wir eine Zentrierung, wir erleben im Allerinnersten eine feinste Wärmebildung. Es entsteht im Herzen eine kaum wahrnehmbare und doch heilsame Wärmebildung.

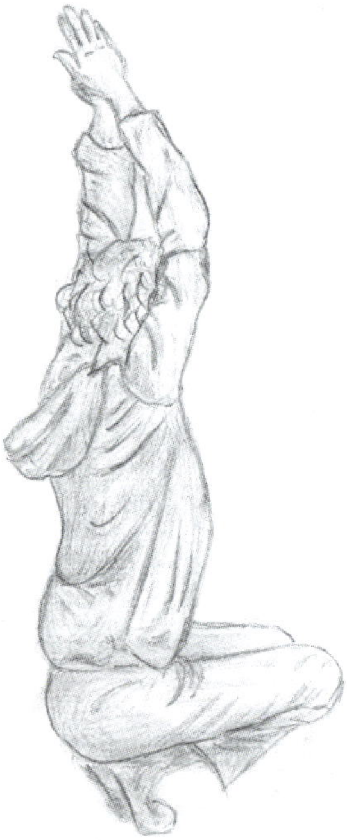

Die Yogaübung, wie sie hier beschrieben wird, zeigt eine Sammlung nach innen, weiterhin eine kosmische Offenheit und zugleich eine natürliche Eingebundenheit und Wahrnehmung der sozialen Kompetenzen. Aus diesem Grund sollte die Yogaübung eine schöpferische und lebendige Mitte offenbaren, die den Menschen auf diesen drei Ebenen fördert.

Nun können wir von diesem reinen Bilder- und Begriffserleben ausgehend weitere mehr in das Körperliche führende Übungen aufbauen. Auf leichte Weise können wir uns in die Körperdimension hineingeben:

Die nächste Übung ist *pādāṅguṣṭhāsana,* die Zehenspitzenstellung, von oben nach unten ausgeführt. Die Arme sind weit ausgebreitet, sie sind nun wie in das Äußere des Raumes gerichtet. Dann erfolgt die Bewegung schließlich in den Körper oder in die Zentrierung zum Herzmittelpunkt. Wir gehen in den Zehenspitzenstand über und formen am Ende die Hände zu dem sogenannten *ātmāñjali-mudrā*, das ist die Darstellung der Vereinigung von Polaritäten, von links und rechts. Damit wird die Bewegung ausgeführt von oben nach unten, von außen nach innen. Es bleibt das Gefühl schließlich, dass wir uns beständig von außen nach innen sammeln. Dieses Gefühl der irdischen Zentrierung, des Werdeprozesses zu einer irdischen Mitte liegt dieser Übung zugrunde. Es ist ein Wahrheitsgefühl, denn tatsächlich ist das Herz mit den kosmischen Strömen verbunden. Es ist dahingehend verbunden, dass es die vielseitigsten Einflüsse, feinste und gröbere, die in unserer Umgebung sind und die der Blutkreislauf aufnimmt, zu einer Mitte sammelt.

Die nächste Stellung ist der Sonnenlauf, *sūryacārāsana*. Er beginnt in der stehenden Kopf-Knie-Stellung. Der Körper hängt nach vorne. Während dieser Phase ist die Entspannung zu betonen. Die Beine sollen geschlossen sein, damit wir auch das Gefühl einer einigermaßen geordneten Zentrierung im Nachhinein erleben. Handgelenke, Finger und Oberarme sind beständig entspannt. Wir vermeiden sogar bei dieser Stellung ganz bewusst eine Willensausdehnung. Nachdem wir etwa ein bis zwei Minuten in dieser Stellung uns entspannt nach unten hängen gelassen haben, können wir eine Aufrichtebewegung anschließen, die sehr genau in eine Mitte hineinzentriert ist. Wir führen die Handflächen zueinander und bewegen uns systematisch der Wirbelsäule entlang in einem großen Bogen nach oben hoch, bis schließlich die Bewegung nach oben in die Brustwirbelsäule einmündet, die etwas in eine sanfte Durchstreckung angehoben wird. Ganz natürlich entsteht das Bedürfnis, dass die Brustwirbelsäule aktiviert nach oben gedehnt wird. Im Nachhinein ist ein angenehmes, sammelndes, zentrierendes Empfinden spürbar. (37)

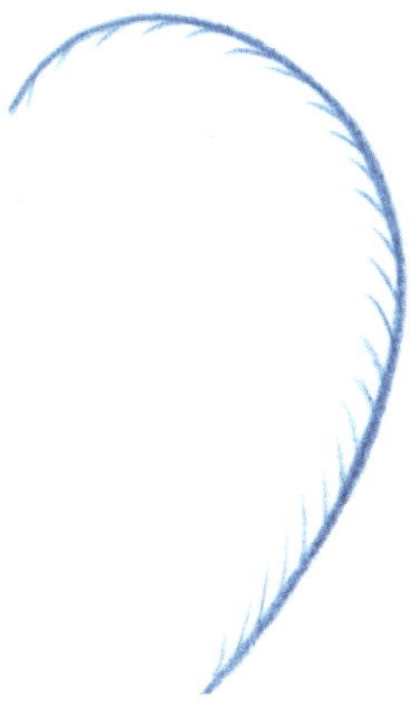

(37) Diese Bewegung kann schematisch mit einer Kurve dargestellt werden.

Die Bedeutung dieser Übung liegt in dem Empfinden der sogenannten Mittenachse und in der Aufrichtebewegung der Persönlichkeit in die Gegenwärtigkeit, in die wache, inkarnierte Präsenz, in das Aufwachen aus den Träumen, in die bewusste Wahrnehmung der Welt. Wir finden mit dieser Übung tendenziell hinein zu unserer eigenen Mittenachse im Übergang vom Traum zur Wachheit. Die Wirbelsäule bildet die zentrale Achse unseres Daseins und in der Mitte ist sie mit den guten sozialorientierten Sonneneinflüssen begleitet. Wir erleben auf diese Weise die Mitte. Während der Entspannung war der Körper tatsächlich in sich selbst ohne klare Form ruhend und das Gesicht richtete sich zur Erde. Mit der Bewegung nach oben entwickelt sich, ähnlich wie die aufsteigende Sonne, der Weg zur tagwachen und taghellen Gegenwart der Seele. Das Gesicht wendet sich der Umwelt zu und die Sinne bemerken die weltliche Vielheit und Differenziertheit. Das Aufrichten ist eine Bewegung, die eine kreisförmige Kurve beschreibt. Diese Kurve ist wie der Sonnenaufgang, der vom morgendlichen Dämmern beginnend zum tagwachen, warmen Leuchten übergeht, und wenn die Bewegung sich nach hinten rückwärts absenkt, geht sie in den abendlichen Zustand des Schlafens über.

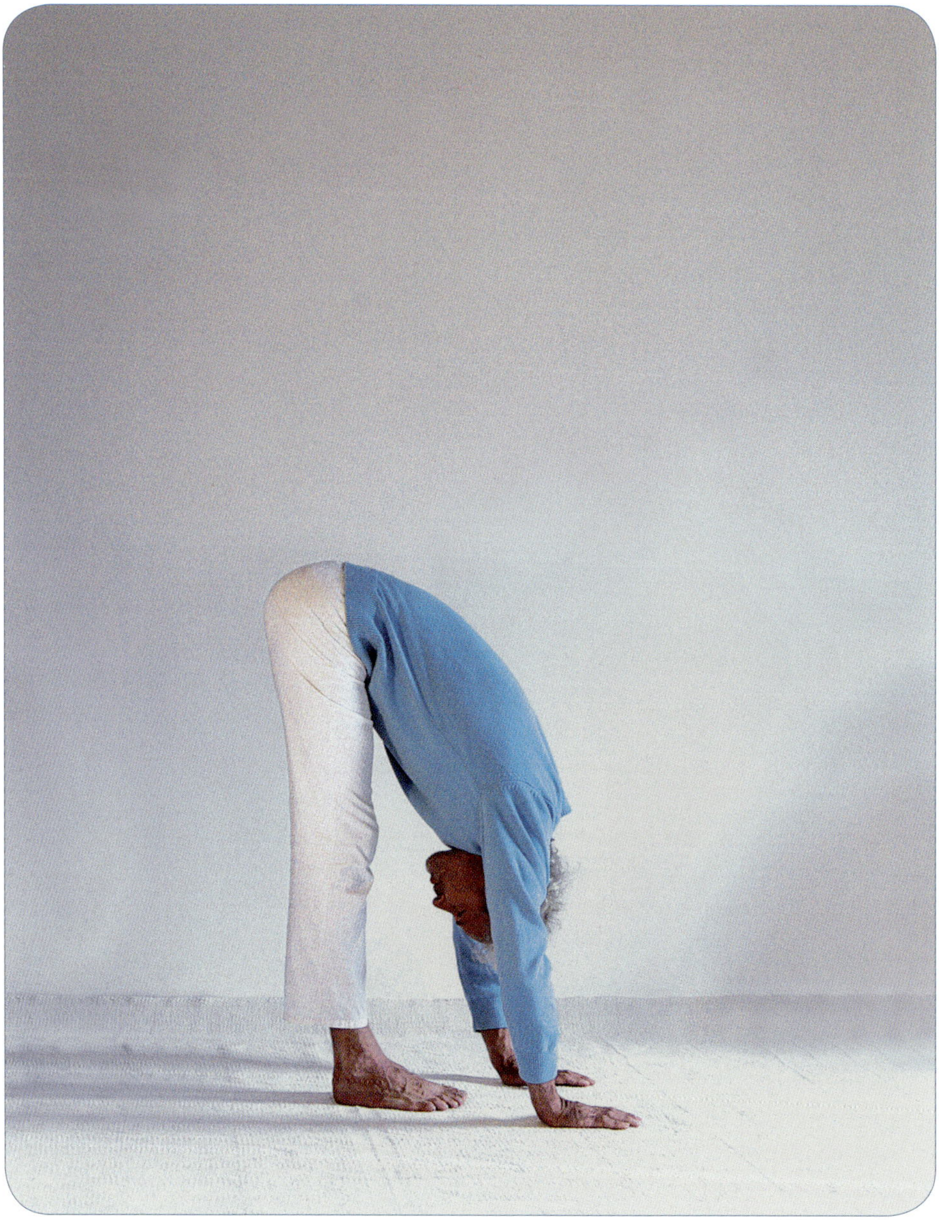

sūryacārāsana, der Sonnenlauf

Das entspannte Vorwärtsbeugen in der beginnenden Phase ...

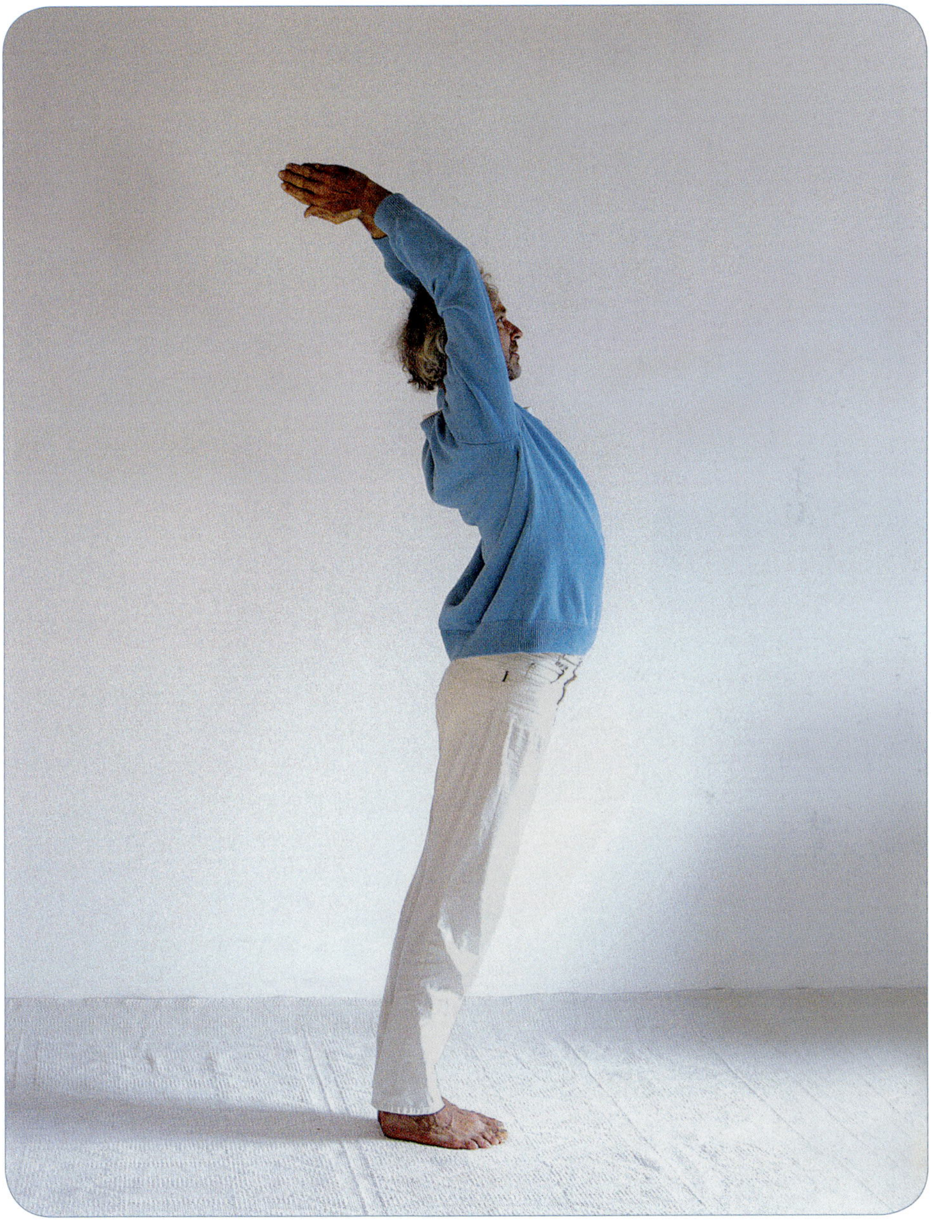

sūryacārāsana, der Sonnenlauf

… wird fortgesetzt in ein weites Aufrichten in die Mitte der Brustwirbelsäule.

Die nächste Stellung ist die Balancehaltung, *saumukhyāsana*, die Stellung der Heiterkeit. Im einfachsten Sinne können wir sie als eine Winkelstellung bezeichnen, in der die Beine gestreckt sind und die Brustwirbelsäule aufgerichtet wird. Nun müssen wir darauf achten, dass die Lendenwirbelsäule nicht nachgibt, sondern die Lendenwirbelsäule die Impulse in die Brustwirbelsäule hochsendet, sodass der Brustkorb wirklich beständig entgegen der ziehenden Schwerkraft hochgehalten wird. Wir können uns eigentlich nur heiter in der Stellung fühlen. Wir können uns, sobald wir den Brustkorb anheben, nicht zu sehr traurig fühlen, wir müssen förmlich in ein Lächeln kommen.

Bei dieser Stellung dürfen wir uns ein ausdauerndes Zeitmaß von durchaus ein oder zwei Minuten auferlegen. Wenn wir uns diesen Zeitrahmen auferlegen, dann ist es sinnvoll, wenn wir uns tatsächlich nicht in der Rückendynamik verflachen, sondern uns beständig entgegen der Tendenz des Labilwerdens höher, anhebend aktivieren. Wenn wir auf diese Weise die Stellung ausführen, dann werden wir dem natürlichen Drang, sich vorwärtszuorientieren, gerecht. Es ist diese Übung der Heiterkeit eigentlich eine sehr wertvolle Übung, obwohl sie so einfach ausgerichtet ist. Sie ist weniger eine energetische Übung, sondern sie ist tatsächlich eine Übung, die in sich den Erlebenswert trägt, sich entgegen der Labilitäten aktiv aufzurichten, sich entgegen der Spannungen und ziehender Gefühle in den Beinen hochzurichten. Indem wir uns beispielsweise ein Zeitmaß von einer Minute oder im extremeren Maße sogar zwei Minuten vornehmen, erkennen wir sehr deutlich, wann oder wie lange wir uns entgegen des labilen Geschehens in der Muskulatur aufrichten können. Wir müssen gezielte Willenskraft einsetzen, um den Körper beständig in einer Form zu halten und ohne Rückzug hochzuführen. Wir müssen also entgegen den natürlichen Tendenzen des Körpers arbeiten. Wir werden im Innersten dazu angeregt, vorwärtszugehen, uns nach vorne auszurichten. Wir sind nicht im Sinne eines Rückzuges begriffen.

Ein gesund entwickeltes Herzzentrum zeigt sich physisch in der dynamischen, freien Brustwirbelsäule; seelisch finden sich bei diesen Menschen die heilsamen Fähigkeiten von Empathie, Heiterkeit und Lebensbejahung. Neben einer sympathischen Beziehungsaufnahme sind das Gaben, die ganz natürlich auch für andere im Umfeld wirksam werden.

Eine Übung sollte nicht so sein, dass wir sie uns nur auferlegen, sodass wir sagen: Wir halten jetzt diese Stellung auf jeden Fall eine Minute wegen des körperlichen Trainings durch und um einem äußeren Schema gerecht zu werden. Heiter wird die Übung dann, wenn wir sie mit dem Gedanken des

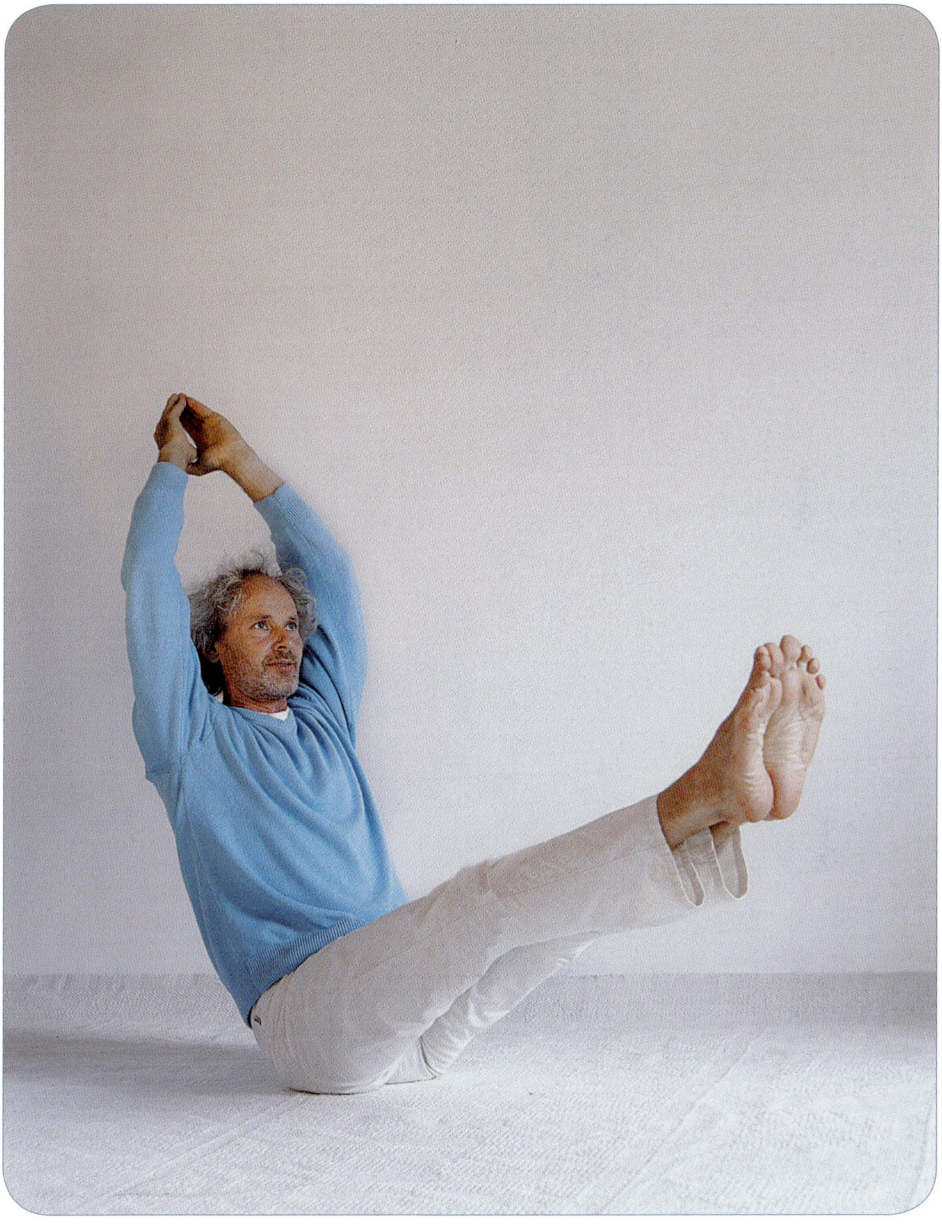

saumukhyāsana, die Stellung der Heiterkeit

progressiven Sonnenlaufes verbinden, der immer vorwärts und nie rückwärts geht, und wenn wir uns wirklich immer wieder entgegen der ziehenden Schwerekräfte und der labilen Muskulatur aufrichten. Es wird ohne Lächeln die Übung gar nicht auszuführen sein. Der Sinn dieser Übung ist einerseits, dass wir schon ein Kräftepensum sammeln, und andererseits, dass wir wirklich diese Heiterkeit des Vorwärtsgehens entgegen der Widerstände erleben.

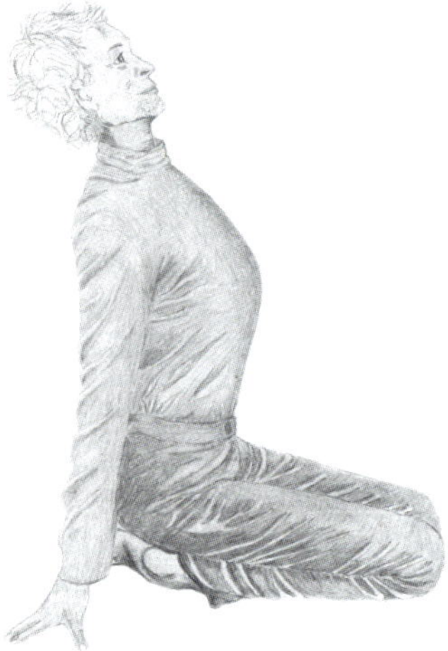

Eine einfache Vorübung ist das Anheben des Brustkorbes aus dem Sonnengeflecht.

Die nächste Übung ist das Kamel, *uṣṭrāsana*. Das Kamel bietet eine ganze Reihe von Möglichkeiten, wie wir schließlich die Brustwirbelsäule verlebendigen können. Bewegen wir einmal den linken Arm in weitem Bogen nach oben und schließlich etwas nach hinten hinweg. Indem wir ihn dann nach hinten hinwegbewegen, drehen wir auch die Wirbelsäule. Es ist ein weites Hinausgleiten der Arme, damit die Wirbelsäule schließlich im Brustbereich durchgearbeitet wird. Wenn wir die Bewegung in fließendem Wechsel tätigen, lebendig weit hinübergreifen und schließlich in einer weiten kreisenden Bewegung den Arm wieder zurückführen, entsteht ein Bewusstsein des ersten Loslassens von emotionalen Einschnürungen.

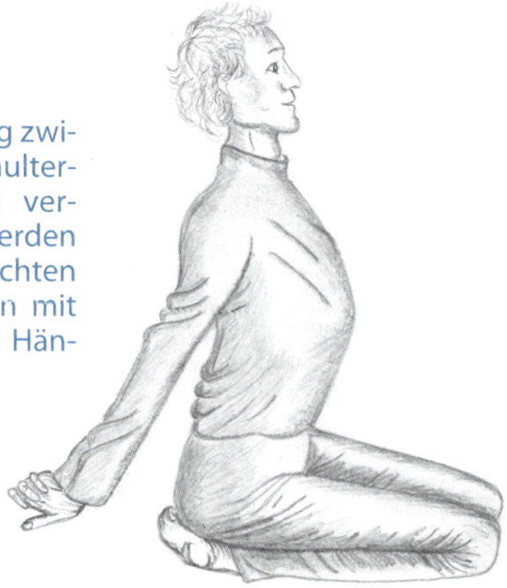

Die Zentrierung zwischen den Schulterblättern kann verstärkt erlebt werden durch einen leichten Zug nach oben mit verschränkten Händen.

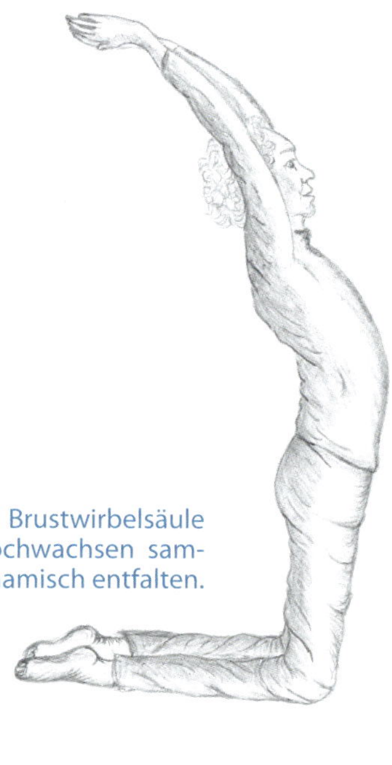

Durch ruhiges Beobachten der Brustwirbelsäule kann sich der Impuls zum Hochwachsen sammeln und dynamisch entfalten.

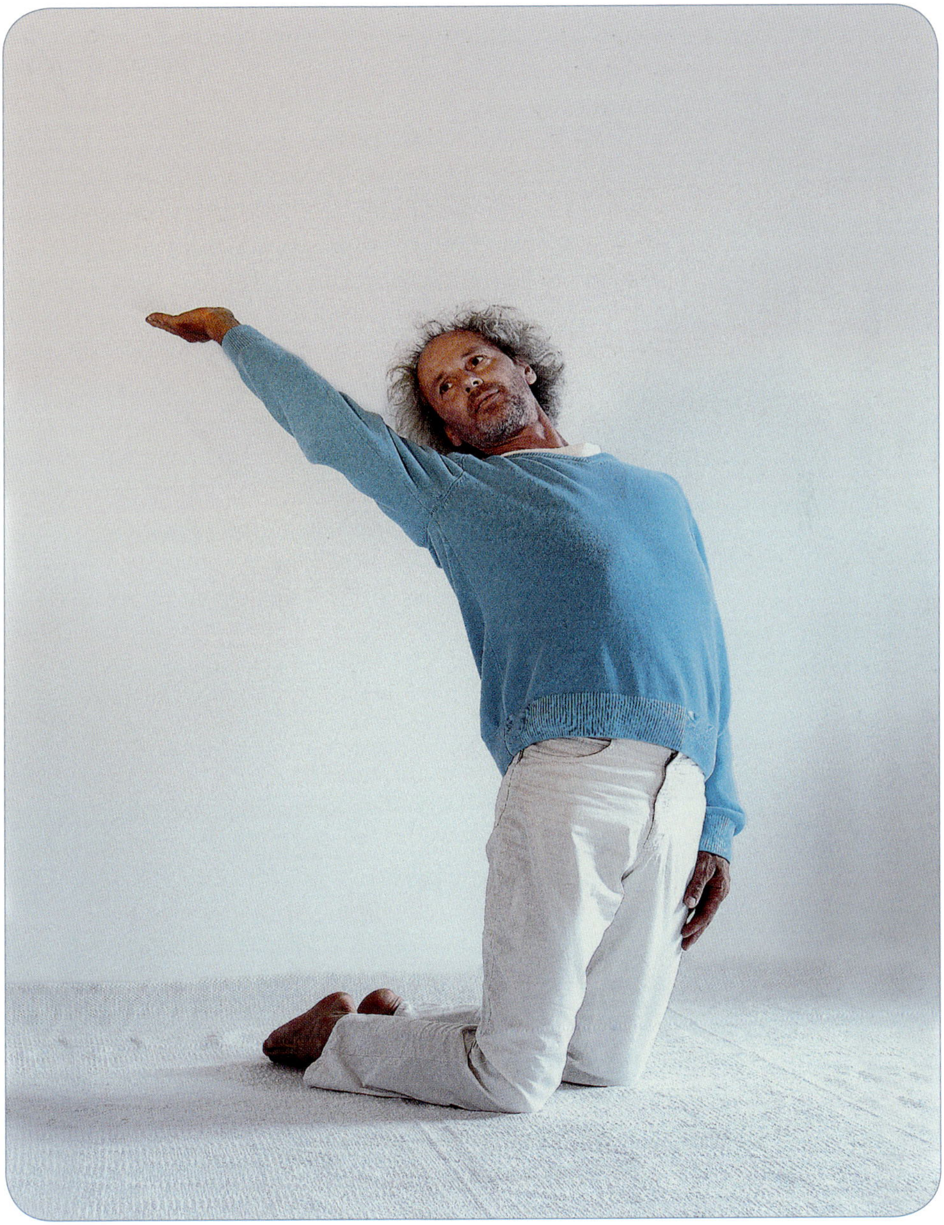

Eine Vorübung zum Kamel, erstes Bewegen der Arme
und des oberen Rückens im Kniestand

Wir gehen beispielsweise mit einer weiten Bewegung hinein in das Kamel. Die Bewegung mündet in die Brustwirbelsäule hinein, es wird die Ferse ergriffen, dann die andere Seite ausgeführt. Beim Kamel ist nun das Kunststück, dass wir im Hüftbereich stabil bleiben. Erst zuletzt fällt der Kopf zurück, und die Bewegung mündet genau in die Brustwirbelsäule ein. Wir erleben dann ein Verhältnis von Stabilität im unteren Rücken, in der Hüfte, Entspannung im Nacken-Kopf-Bereich und eine Dynamik aufsteigend hinein in die Brustwirbelsäule. Eine wesentliche Fehlerquelle ist es, wenn wir uns nach hinten verlagern und auf die Hände aufstützen. Es soll die Wirbelsäule aus sich selbst heraus getragen werden. Das ist der wesentlichste Grundsatz beim Kamel. Dann gehen wir wieder in einer eleganten Bewegung zurück. Wer das Kamel schon einigermaßen beherrscht, kann sich sehr lebendig in die Bewegung des oberen Rückens hineinwölben. Es muss der Körper in der Hüfte stabil bleiben, dann kann er sich weit nach hinten hinausbewegen.

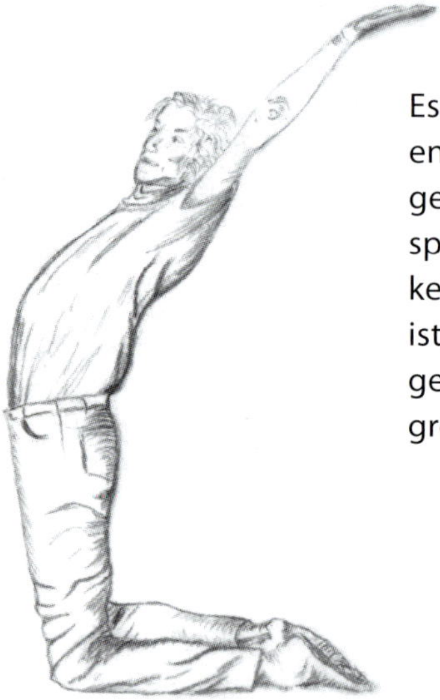

Es ist eine gewisse Jugendlichkeit in der Brustwirbelsäule enthalten. Diese Jugendlichkeit zu revitalisieren ist zu einem gewissen Grad natürlich. Wenn sie gelingt, kann sie auch in späteren Jahren noch ein sehr schönes Erlebnis der Lebendigkeit schenken. Wenn die Wirbelsäule noch halbwegs gesund ist, so kann die umliegende Muskulatur schon wieder durchgelockert und gelöst werden, sodass schließlich einmal eine größere Durchstreckung möglich wird.

Das weite Ausgleiten der Wirbelsäule und Anheben des Brustkorbes im Kniestand formt die Stellung.

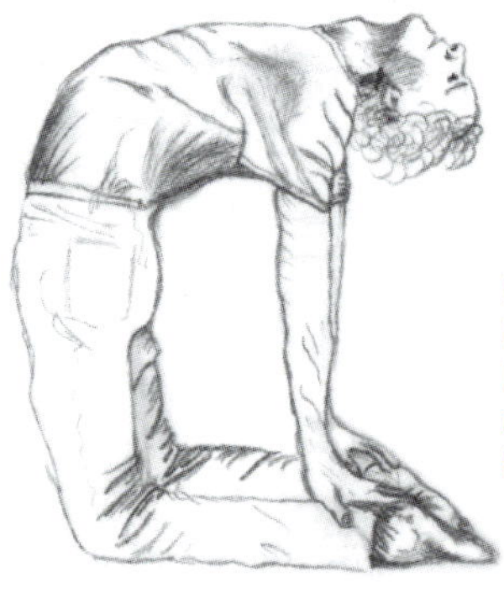

In der Endstellung des Kamels ist die Wirbelsäule weit durchgewölbt. Sie trägt die Stellung und die Hüfte bleibt dabei stabil.

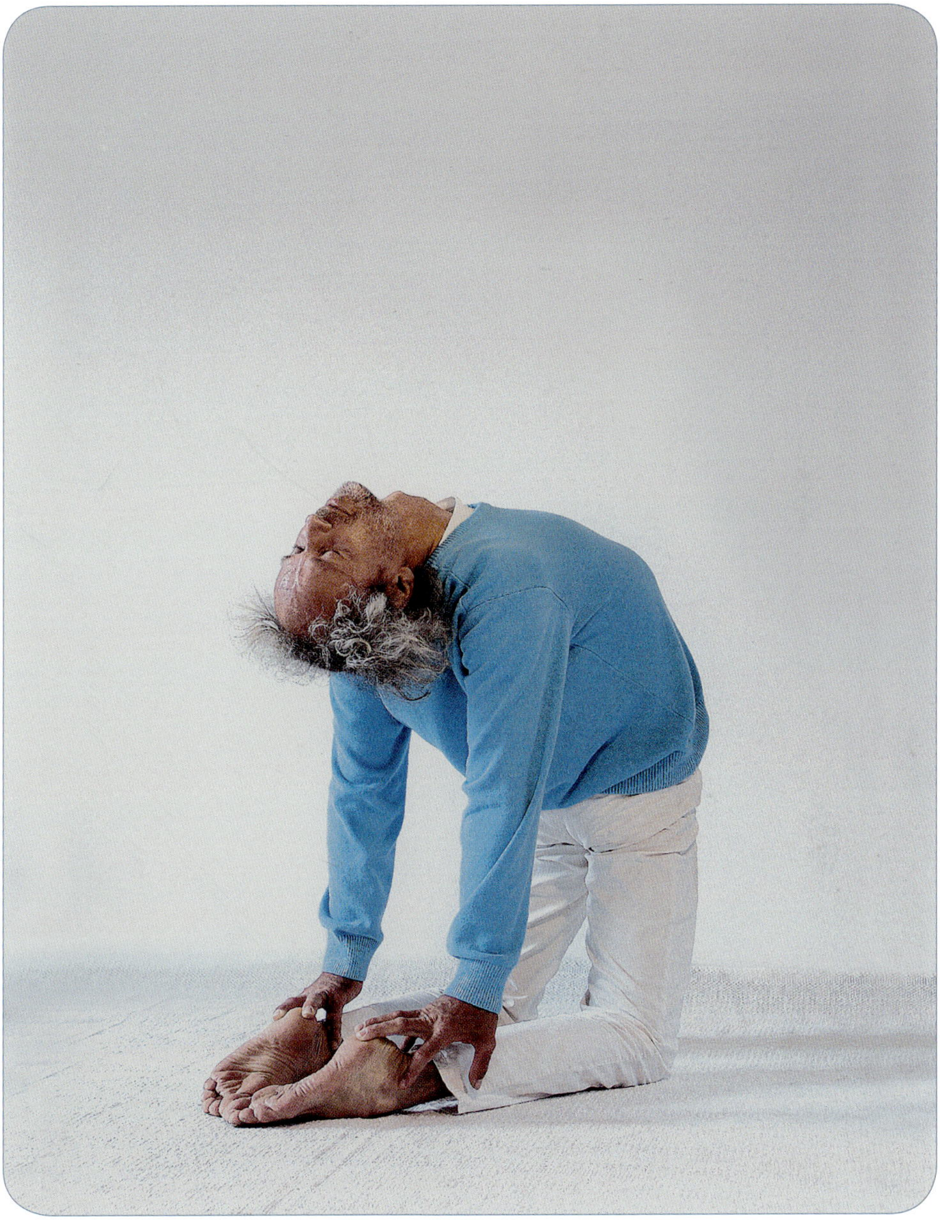

uṣṭrāsana, das Kamel

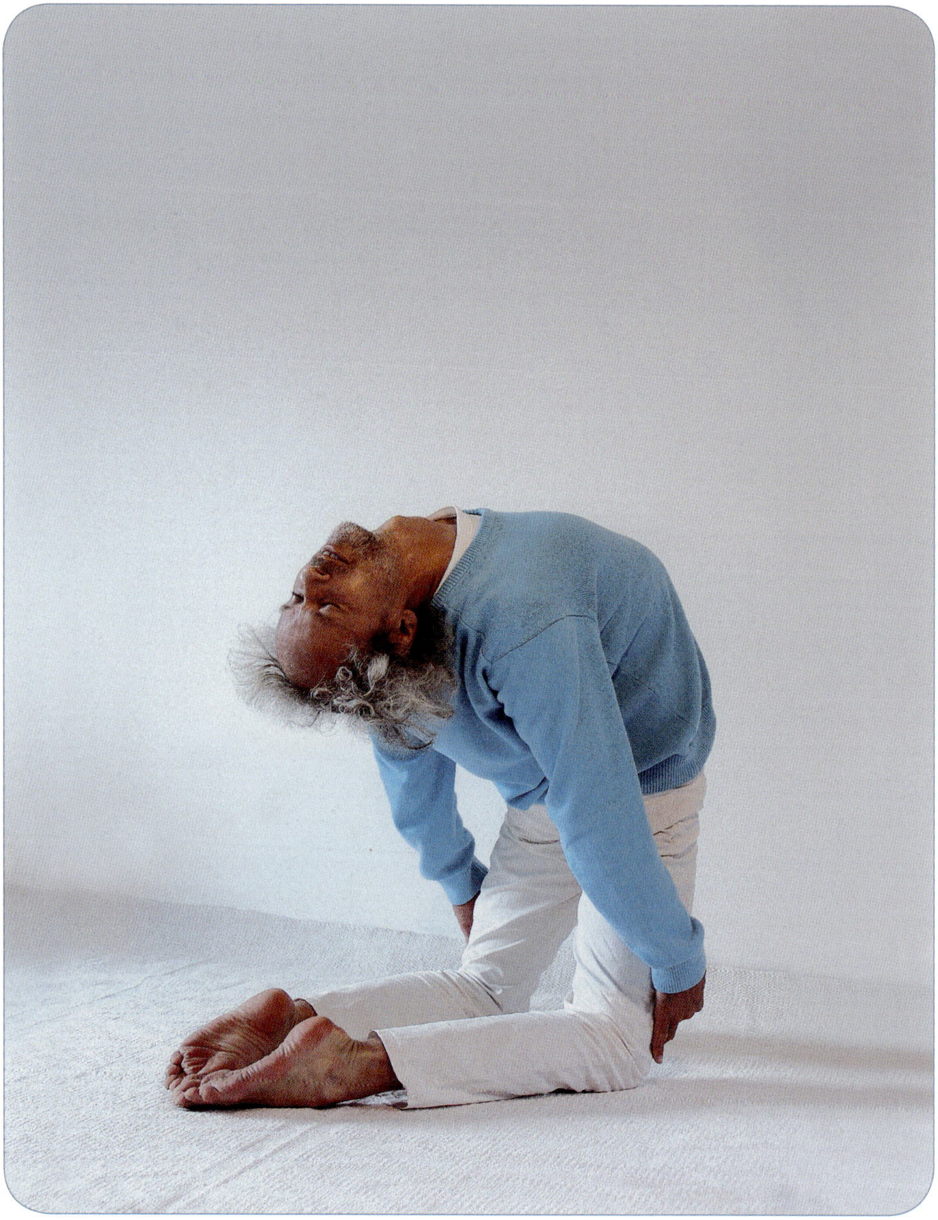

vajrāsana, der Diamant –
Beginn des Rückwärtsbeugens, die Hüfte bleibt gerade

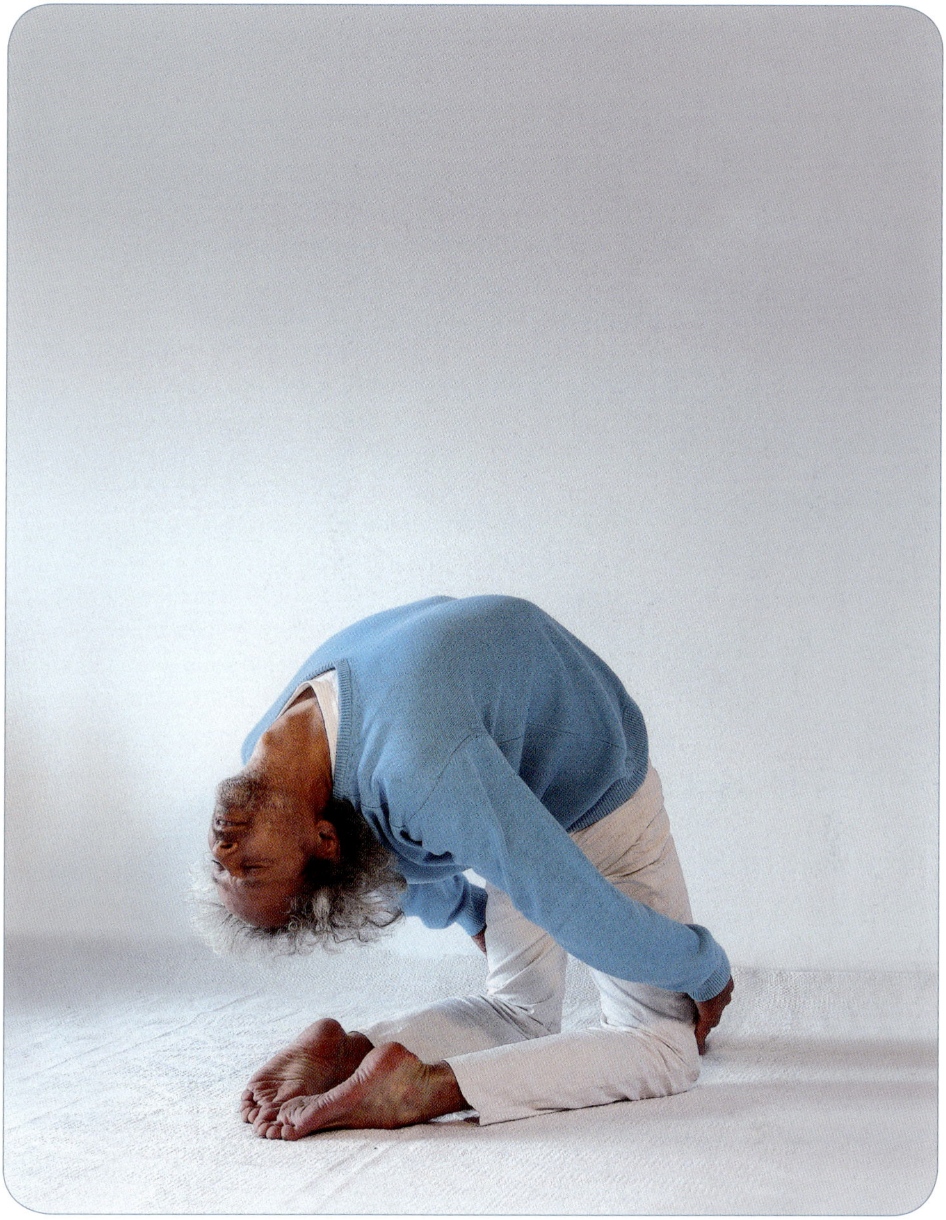

vajrāsana, der Diamant –
weiteres exaktes Ausdehnen der Brustwirbelsäule

Eine andere Übung, die für Anfänger nur in ersten Phasen, für Fortgeschrittene ebenfalls im langsamen Aufbau geschieht, ist der Diamant, *vajrāsana*. In dieser Stellung muss die Wirbelsäule extrem bogenförmig in der richtigen Weise aufgebaut und durchgearbeitet werden. Ohne diese Aufbauarbeit zu einer regelrechten Bogengestaltung der Wirbelsäule kann keine gesunde rückwärtsorientierte Dynamik eintreten.

Das aktive, das weitere, noch anspruchsvollere Praktizieren mit der Brustwirbelsäule in größere Bewegungsausdehnungen erübrigt sich, wenn wir uns mit der Tatsache auseinandersetzen, dass wir den Brustraum durchlichten und durchwärmen wollen. Wer einmal eine Kamel-Position gut ausführen kann, die Brustwirbelsäule also schon in diese Bewegung gut hineinbewegen kann, der wird bereits ein sehr großes Maß an Aktivierung leisten, die ihm schließlich dann auf dem ganzen Lebensweg zugute kommt. Aber die weiteren Aktivierungen sind nicht eine besondere Zugabe zum Leben, eine besondere Weiterentwicklung, sondern sie sind natürlich, je nachdem welche Formen des Lebens bevorzugt werden, ästhetische Bereicherungen. Sie sind zudem, das wäre der Sinn der fortgeschrittenen Übung, eine Kenntnisnahme einer besonderen, hohen und außergewöhnlichen Bewusstseinsdimension des gesamten kosmischen Daseins. Je lebendiger die Brustwirbelsäule jedoch durch das Bewusstsein selbst wird, umso lebendiger wird auch in der Regel das gesamte Gemüt.

Der Diamant ist eine sehr fortgeschrittene Yogastellung. Auch wenn diese wegen ihrer Schwierigkeit für die meisten zunächst noch nicht zugänglich ist, ist es dennoch erwähnenswert, dass auch das interessierte und innigliche Betrachten von fortgeschrittenen Stellungen einen heilsamen Charakter haben kann. Dies hängt damit zusammen, dass man mit der Zeit einen ästhetischen Sinn für die Möglichkeiten, die eine Bewegung eröffnen kann, ausprägt.

Eine Stellung, die wesentlich ist, will ich noch einmal vorstellen. Diese Stellung beschäftigt sich nun damit, dass wir uns in der Wirbelsäule auf richtige Weise loslassen lernen. Bisher wurde zu diesen Übungen nur einmal gesagt, dass wir uns zentrieren und aktivieren. Das Wesen des Loslassens aber ist beim Rückwärtsbeugen von besonderer Bedeutung. Wenn wir uns richtig loslassen können oder auf richtige Weise über den physischen Leib hinüberbewegen, dann geschieht automatisch eine größere, faszinierende Kraftumsetzung. Dieses richtige Loslassen können wir anhand der Übung einstudieren. Im Gesamten ist das sogenannte Loslassen ein großer Lebensprozess. Auf die Übung bezogen aber können wir nach und nach eine Art Sammlung erleben, die uns in kleinen Schritten immer mehr zu einem freieren Umgehen mit den Kräfteverhältnissen des physischen Leibes führt.

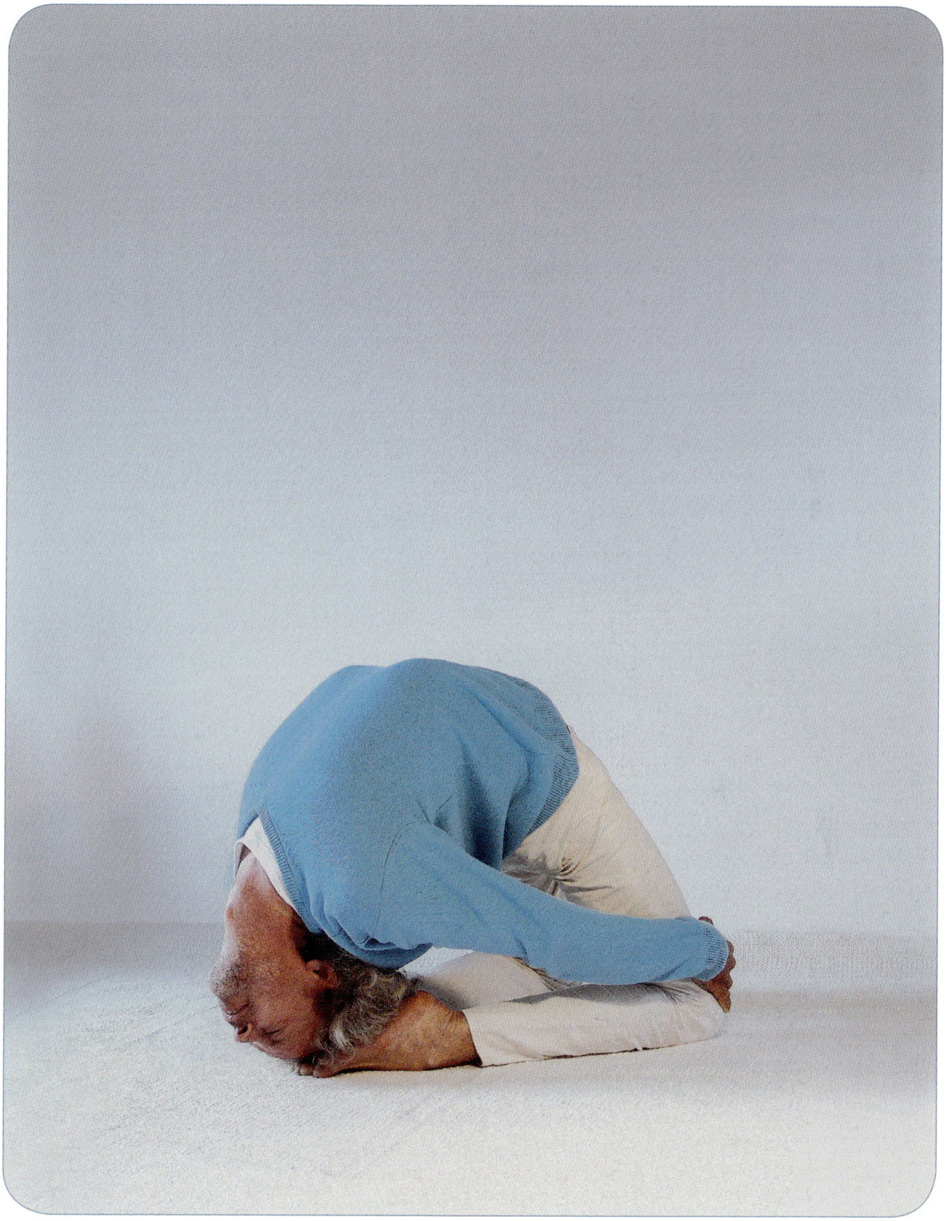

vajrāsana, der Diamant –
erste vollständige Phase

Wir gehen einmal in den Kniestand, *candrāsana*, über. Die Arme gleiten nach oben hinaus. Für dieses Loslassen oder für das Üben des Loslassens erscheint es günstiger, wenn wir nicht sofort in den Rücken eine Spannung hineinlegen. Der Schulterbereich soll leicht bleiben, der Nacken und der Kopf sollen sich entspannt verhalten. Die Brustwirbelsäule wird lokalisiert durch die Aufmerksamkeit. Wir bleiben einmal ruhig in der Beobachtung gegenüber dem physischen Leib. Es soll sich die Kraft zur Beobachtung durch Ruhe sammeln können. Mit der Zeit wird man nahezu wie ungeduldig, wenn man nicht eine weitere Dynamik anschließen kann. Diese Phase des Entspannens soll aber lange genug bleiben, mit gleichzeitiger Beobachtung. Wenn wir dann lange genug die Brustwirbelsäule in der Aufmerksamkeit gehalten haben, können wir uns tatsächlich dieser Vorstellung hingeben, dass wir ganz frei aus der Mitte heraus wachsen oder sogar aus den Punkten, die eher blockiert sind, in die Dehnung übergehen. Wir können uns ganz dieser Vorstellung, dem Wachsen aus der Brustwirbelsäule heraus, hingeben und zwar ganz unabhängig vom übrigen physischen Körper. Dann werden wir im Bewusstsein und Körper ruhig. Das Ruhigwerden ist bei dieser Übung außerordentlich wichtig, denn in der Ruhe erfolgt eine erste Überwindung des physischen Leibes. Ohne Ruhe lassen wir uns nicht im physischen Leibe frei.

Wir finden deshalb bei dieser Übung ein Loslassen des Körpers und ein Aktivieren des Bewusstseins. Das Aktivieren ist aber erst nach vorangegangenem Loslassen geschehen. Das Wesentliche ist also, dass wir nicht vorschnell in die Übung hineingehen, ungeduldig gleich in die Anspannung gehen, sondern erst einmal mehr, wenn der Begriff gerechtfertigt ist, übergeduldig die Phase des Sammelns, des mentalen Beobachtens leisten und schließlich aber in eine zunehmende zentrierte Vorbereitung des Willens kommen. Wenn dieses Loslassen und gleichzeitige Aktivieren eintritt, dann entwickeln wir tatsächlich etwas sehr Lebenskräftiges, etwas Lebensvolles. (38)

(38) Beim ruhigen Beobachten in der *āsana* stellt sich der Übende wie ein Zeuge der Übung gegenüber. Diese Anforderung, sich erst einmal aufmerksam hinzuwenden, erfordert eine größere innere Spannkraft und kann eine erste Ordnung und Loslösung in den eigenen Gedanken und Gefühlen einleiten.

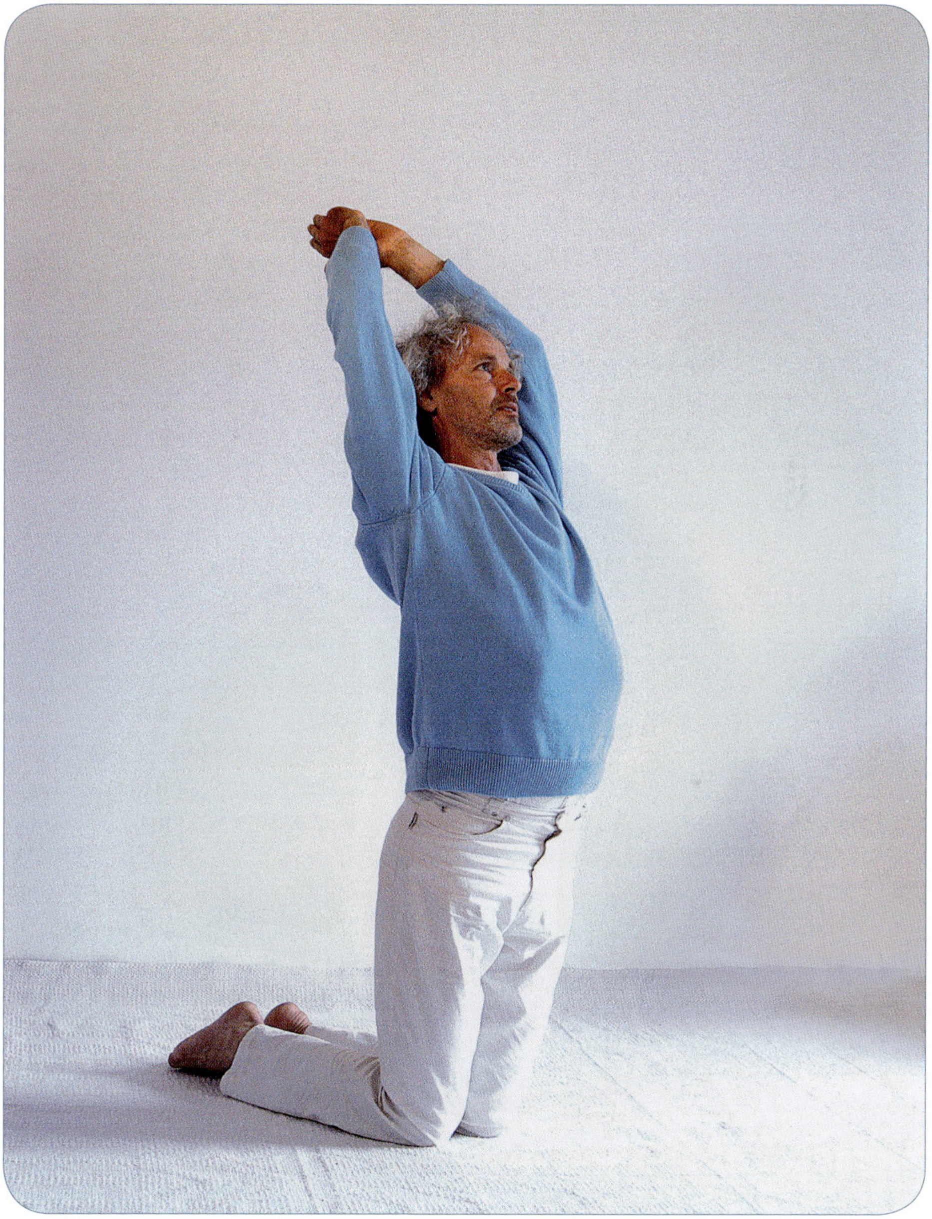

candrāsana, ein leichtes Wölben der oberen Wirbelsäule im Kniestand

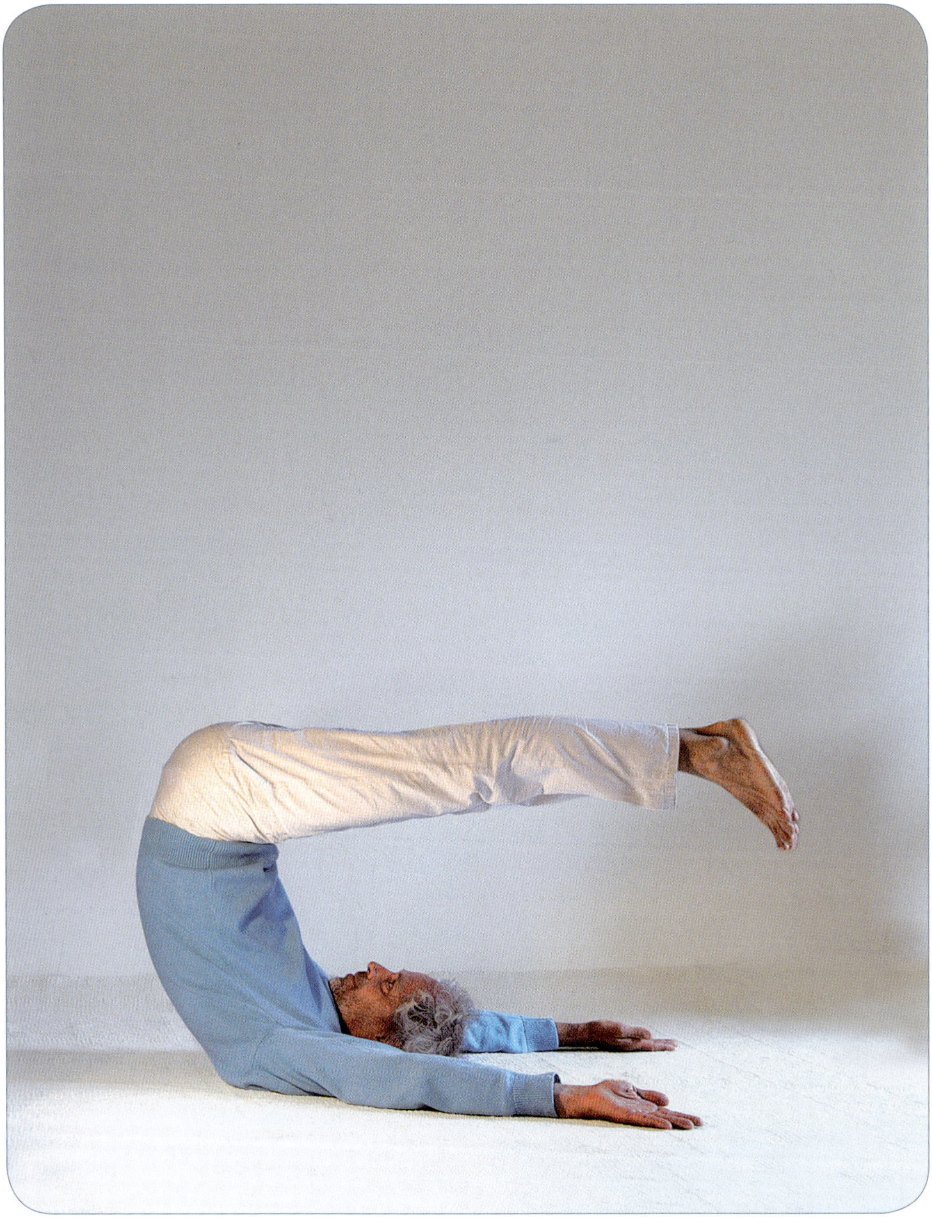

halāsana, die beginnende Phase
zur Vorbereitung des Schulterstandes

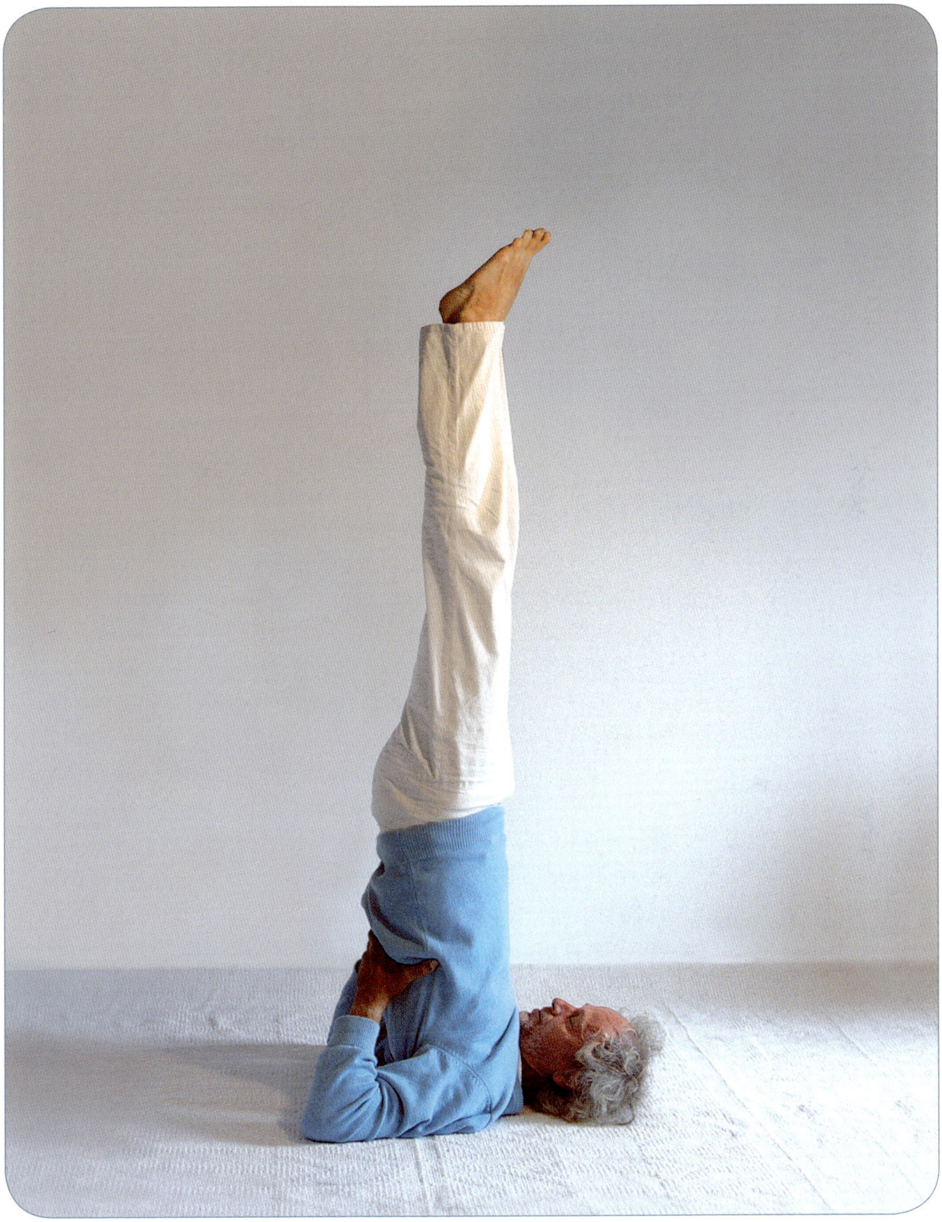

sarvāṅgāsana, der Schulterstand –
ein ätherisches Fließen der Bewegung nach oben

Die nächste Übung ist der Schulterstand, *sarvāṅgāsana*. Vom beginnenden Pflug, *halāsana*, gehen wir in den Schulterstand über. Diese Vorbereitung mithilfe der Pflugstellung ist mehr für den Erlebensbeginn ausschlaggebend. Wir erleben dann die Sammlung stärker in der Mitte der Wirbelsäule, das heißt im Sonnengeflecht. Auch hier sollten wir uns etwas Geduld einräumen. In dieser Phase der Übung schenkt die Beobachtung ebenfalls eine wertvolle Bereicherung, die zur gesamten Sammlung beiträgt. Schon während der Übung können wir uns die Vorstellung schaffen, dass wir dann dynamisch in die Weiterentwicklung nach oben hochsteigen. Das, was in der Übung erzielt werden soll, ist ein sogenanntes Ätherfließen. Das Fließen im Äther zeigt das Ausfließen des Ätherleibes aus dem Brustbereich. Es wirken hierzu einige Zentren zusammen. Es wirken das vierte Zentrum, das dritte Zentrum und schließlich das zweite Zentrum in einer günstigen Anordnung in die Bewegung hinein, aber der Ausgang dieser Bewegung, die nun stattfindet, liegt im vierten Zentrum. Wenn wir dann die Arme hinüberführen in die Position des Schulterstandes und nach und nach die Stellung hochrichten und die Beine in eine vertikale Position nach oben aktivieren, gewinnt der Ätherleib eine zusammenhängende Dynamik. Nach und nach wird dieses Aufrichten geschaffen, bis wir zu einer entsprechenden Zeit, entweder durch Wiederholung oder durch die über längere Zeit getätigte Übung zu diesem schönen, grazilen, hochstrebenden Ätherfließen gelangen, wie dies in der Stunde demonstriert wurde. Es ist wie ein Bewegungsstrom, der vom Herzen ausgeht und der schließlich bis in die Beine hineinflutet. Ausschlaggebend ist es, dass dieses Erleben einmal gedacht wird. Wir sollen den Schulterstand nicht nur als eine Formübung in die Vorstellung führen, sondern wir sollen ganz genau nach der gewählten Dynamik, die vom Herzen heraus entspringt und in die Beine sich hineinorganisiert, denken lernen. Ein leichtes Fließen wie eine Blume, die mit der Zeit durch ihre eigene Lebenskraft entgegen der Schwerkraft hochstrebt, soll entstehen. Dieses Ätherfließen ist ausgesprochen durchwärmend.

Vergleicht man diese Anleitung des Schulterstandes mit der auf S. 16 oder S. 29, dann wird sichtbar, wie dieselbe Übung immer wieder aus einer neuen Sichtweise beleuchtet werden kann. Dadurch bleibt sie lebendig und gerät nicht in statische Gewohnheit.

Nehmen wir einmal den Versuch für ein Beispiel. Wenn wir dieses Ätherfließen beobachten lernen und somit konkret in eine Vorstellung bringen, dann wird damit eine doch so starke Anregung auf uns gegeben, dass wir schließlich bald einmal dieses Fließen hervorbringen werden. Wichtig ist aber, dass vorweg dieser Beobachtungsvorgang eintritt und sich schließlich daran eine möglichst brauchbare konkrete Vorstellung entwickeln kann. Es ist für ein Experiment einmal ganz wertvoll, wenn ich euch den Schulterstand vormache. Ihr beobachtet dieses Fließen und ihr behaltet das Bild lebendig und natürlich im Gedächtnis bei und geht dann nach und nach in die Stellung, nicht unbedingt nachahmend, sondern dass ihr die Wahrnehmung einmal von der Vorstellung probierend, forschend übertragen lernt, dass ihr die ganze Leichtigkeit nach und nach in die Ausgestaltung führt. Es ist nicht nur die äußere Form, sondern es ist der aufsteigende Ätherleib, der dargestellt ist.

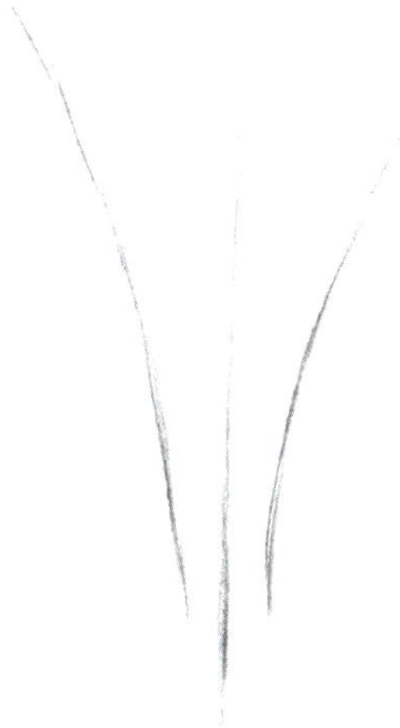

Aufsteigendes Fließen der sogenannten *Ätherkräfte*

Diese Bewegung kann leicht geschehen, da sie sich plötzlich aus einer Kraft heraus entfaltet, dass ihr nicht die Muskulatur zum Kraftakt spannen müsst, sondern dass diese Bewegung sich lebendig plötzlich aus sich selbst, aus einer inneliegenden, gegebenen Substanz heraus entfaltet. Wenn wir diese Leichtigkeit der Bewegung verspüren, ohne von außen die Muskulatur forcieren zu müssen, dann spüren wir bereits, wie gewisse Ätherkräfte angelegt sind. Normalerweise kommen wir aber zu dem Schulterstand leichter hin, wenn wir uns auf wiederholte Weise mit dieser Stellung auseinandersetzen und ihn auch mehrfach wiederholt praktizieren, denn durch das wiederholte Praktizieren wird der Ätherleib eingestimmt. Indem wir wiederholt die *āsana* ausführen und auch die dazugehörigen Gedanken denken, entsteht ganz naturgemäß diese entsprechende fließende, bewegte Dynamik, die an eine Blume erinnert, die entgegen den Erdenkräften dem Lichte entgegenwächst.

Wird die Schiefe Ebene im Anschluss an den Schulterstand praktiziert, kann die Empfindung, die mit der weiten Durchspannung des Brustkorbes verbunden ist, noch einmal im Sinne einer direkten Gegenbewegung erlebt werden.

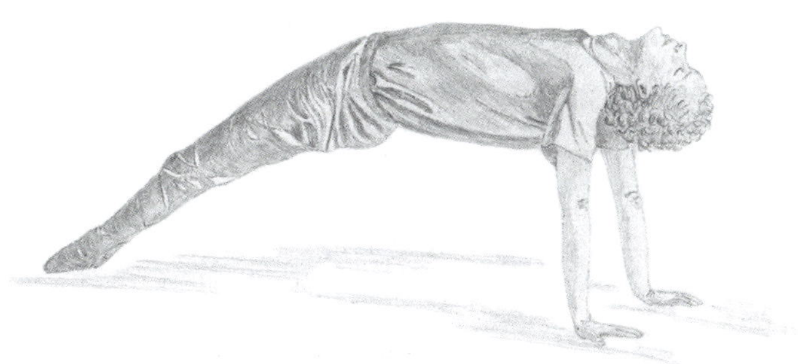

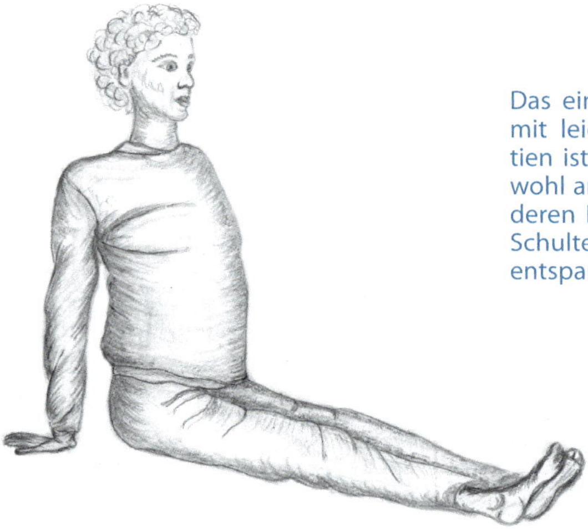

Das einfache Aufrichten des Brustkorbes mit leichter Zentrierung der Rückenpartien ist eine sehr hilfreiche Geste, die sowohl am Anfang einer Übung als auch an deren Ende praktiziert werden kann. Der Schultergürtel und der Nacken bleiben entspannt.

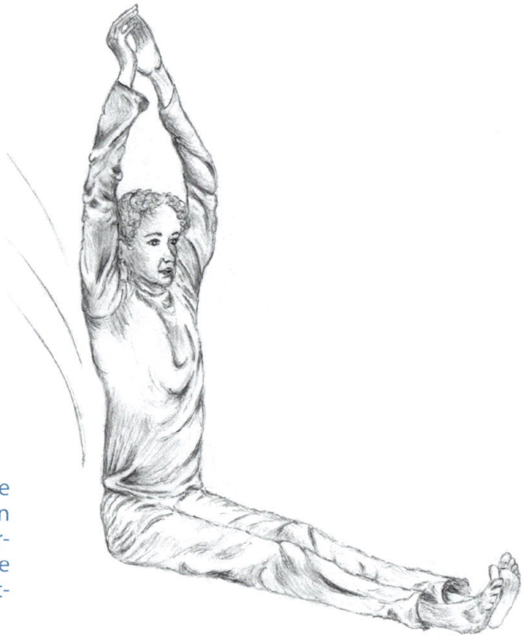

Bei dieser Vorübung werden die Schlüsselbeine bewusst nach außen gezogen, sodass sich die Schulterblätter einander annähern. Dies sollte immer mit einer Anhebung der Brustwirbelsäule verbunden sein.

Die nächste Stellung ist die Kopf-Knie-Stellung, *paścimottān-āsana*. Beim Vorwärtsbeugen ist normalerweise der untere und der mittlere Rücken mehr tätig als der obere Rücken. Wie aber die Wirbelsäule im Gesamten zusammenhängt, ist doch in sich viel bedeutungsvoller, denn wenn obere Partien blockiert sind, so können sich untere Partien nicht wirklich aktivieren. Die Mitte, die Brustwirbelsäule, soll möglichst lebendig in den gesamten Ablauf des dynamischen Ansatzes einbezogen werden. Wir gehen einmal 45 Grad oder in einen konditionell möglichen ersten Ansatz hinein. In dieser Stellung, die die erste Grenzzone berührt, bevor sich der Rücken rundet, kann nun ganz besonders aus der Mitte heraus der ganze obere Teil der Wirbelsäule angehoben werden. Es stellt eine Willensanforderung dar, nicht weiter in die Stellung nach unten hineinzugehen, sondern nach oben hinauszuwachsen. Die Bewegung ist ungewöhnlich. Sie ist ausdehnend, weitend, sie bringt eine natürliche Form des Grenzüberschreitens mit sich. Phasen der Ruhe sind während der Dynamik wertvoll, eine ruhige Beobachtung mit mentaler Sammlung kann auch dann geschehen, wenn der Körper in weiter Dehnung und großer Aktivität geführt wird.

Die Bewegung wird nicht nach unten gekrümmt, sondern nach oben angehoben. Nach einem kurzen Sammeln kann die Wirbelsäule weit ausgleiten und länger werden.

Für weitere Übungen, die den Brustraum lebendig dynamisieren, siehe letzte Anmerkung auf S. 110.

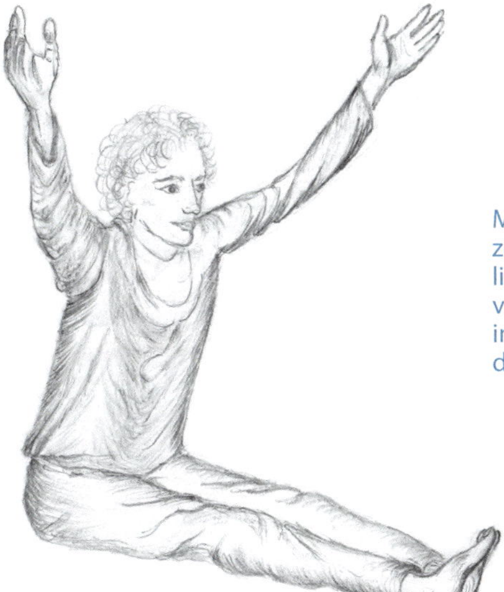

Mit dem weiten Öffnen der Arme zentriert sich die Dynamik zusätzlich im 3. Zentrum, der Atem fließt verstärkt in die Flanken und kann in einer neuen Weite erfahren werden.

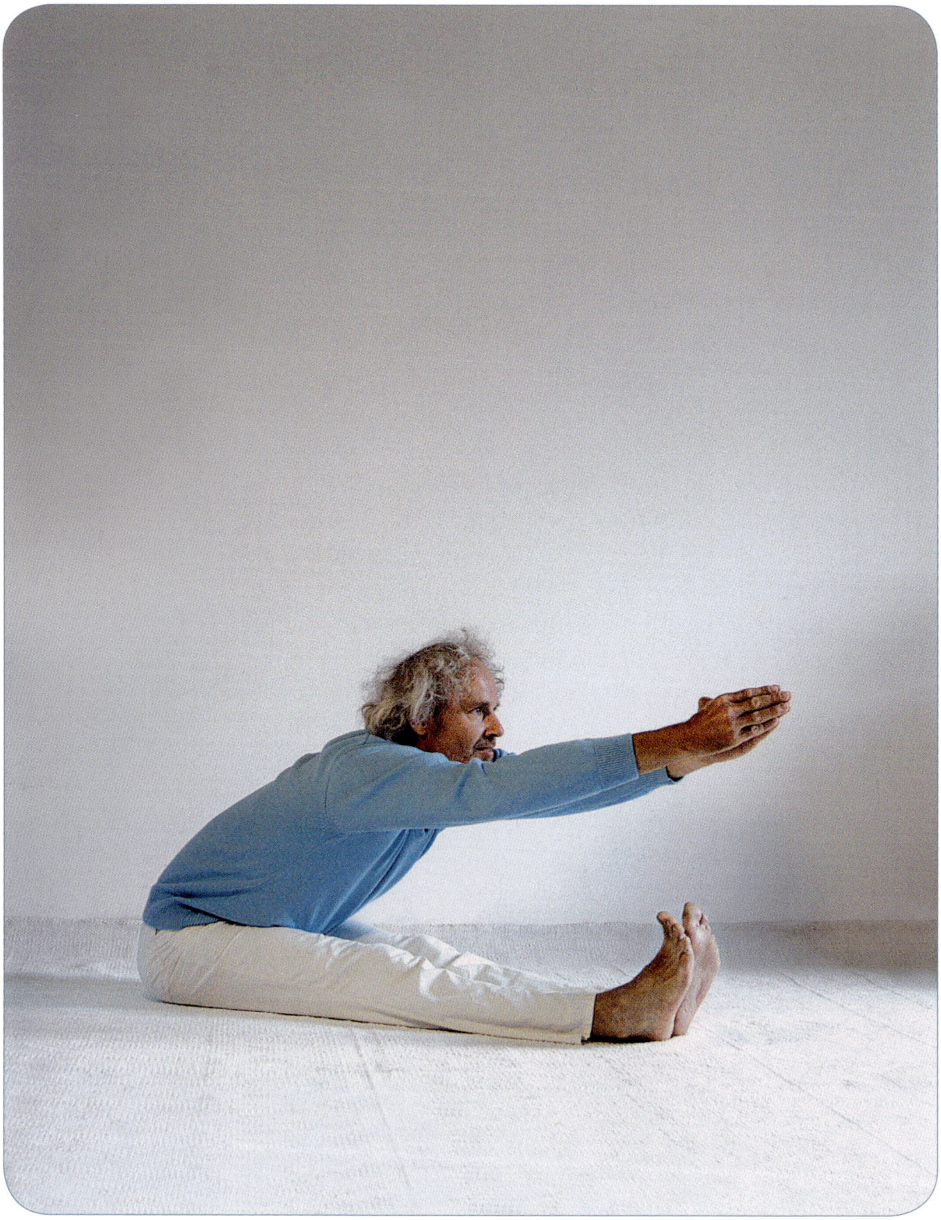

paścimottānāsana, ein weites Ausdehnen des Brustkorbes
in der Vorbereitung zur Kopf-Knie-Stellung

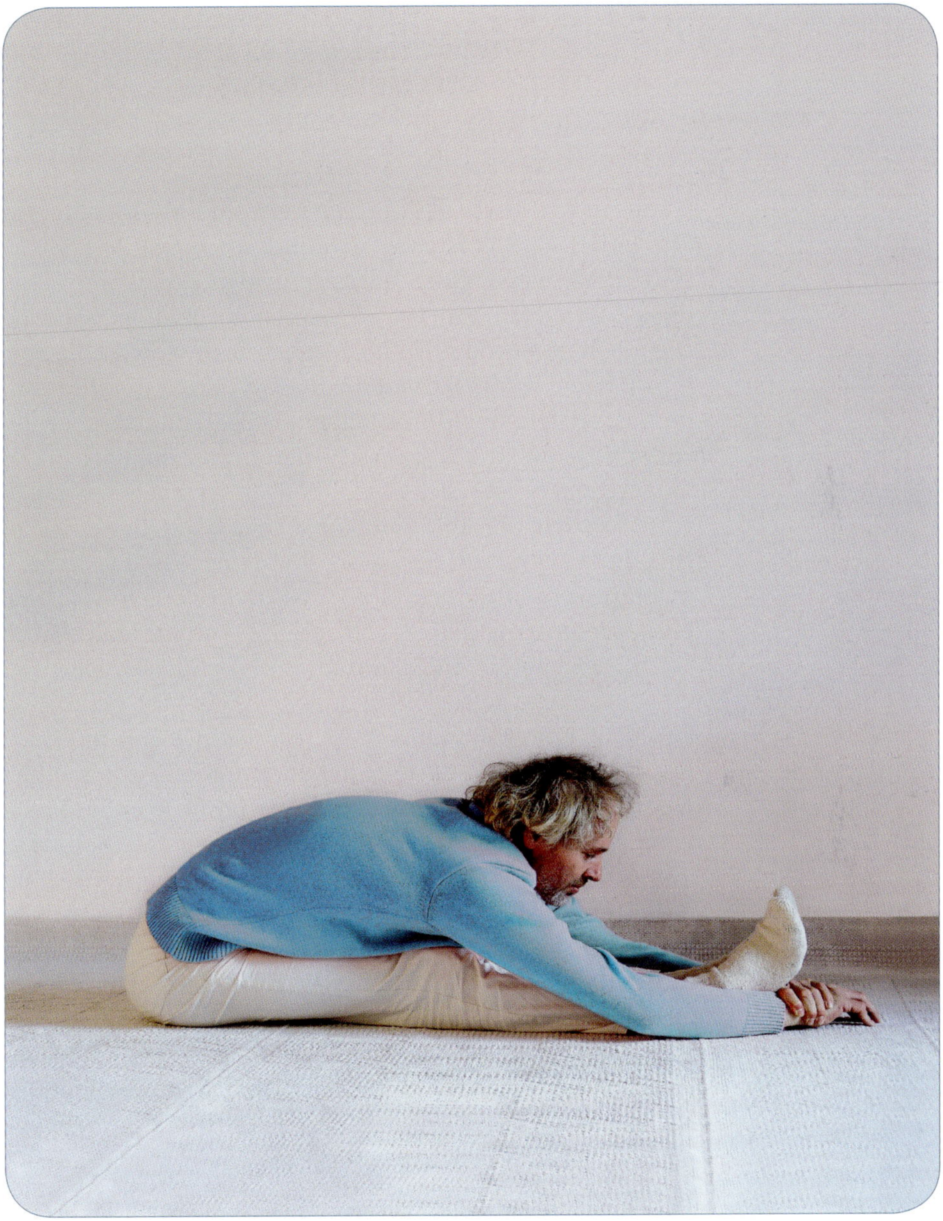

paścimottānāsana, die Endstellung der Kopf-Knie-Stellung

Die Konzentrationsbildung in der Übung

Arco, den 5.6.2006

Wenn wir uns heute in der Folge der vorhergegangenen Ausführungen eine Vorstellung darüber aneignen, wie wir die Übungsweise mit einer entsprechenden bildhaften Lebendigkeit begleiten können, so werden wir zu den bisherigen Demonstrationen der Übungen noch einmal einen Baustein hinzusetzen. Das Praktizieren hatte ich betont in diesem Sinne, dass wir lebendige Imaginationen (39) unmittelbar in diese Formgestaltung und dynamische Bewegtheit des Körperlichen hineinbringen. Wie sieht es neben dieser imaginativen Bewusstheit mit der Konzentrationsbildung des Denkens, Fühlens und Willens aus, die wir in die Übungsweise als eine Art mentale Gesamtführung hineinbringen? Es ist günstig, wenn bei all diesen Übungen eine entsprechende klare, rhythmische, meditative und führende Konzentration aufgebaut wird.

(39) *Imaginationen* sind nicht nur äußere Bilder, sondern Bilder, die einen seelischen Inhalt besitzen. Sie entspringen aus Geisterkenntnissen, das heißt aus einer ersten übersinnlichen Sichtweise. Der Yoga bietet diese Imaginationen als Möglichkeit zur meditativen Vertiefung an.

Das Wort Konzentration will ich einmal in einer unterscheidenden Darstellung aufzeigen. Konzentration bedeutet nicht eine Vermischung von Willen, Denken und Fühlen und damit ein Vorwärtsgehen einer komplexen vitalen Kraft. Konzentration bedeutet, so wie ich diesen Begriff hier verwende, und das ist tatsächlich auch eine Schwierigkeit in der Vorstellungstätigkeit, ein Gliedern von Denken, Fühlen und Willen. Es wird der Gedanke konzentriert, das Gefühl entsprechend auf einer empfindsamen stillen Ebene gesammelt und erlebbar gemacht und es wird schließlich, gesondert von diesen beiden Kräften, auch der Wille sonnenhaft, kraftvoll und für sich stehend entwickelt. Die Konzentration gibt deshalb nicht eine Vermischung der Seelenkräfte, sondern eine ordentliche, rhythmische Aufgliederung dieser drei Grundkräfte. Wir wollen also den Gedanken im Lichte seines Wesens erleben können, das Gefühl als kreative, verbindende Kraft empfinden und wir wollen den Willen in Form von Ausdauer wirksam machen können. Indem wir beispielsweise den Willen unabhängig vom Denken erleben, wird das Denken der beobachtende Zuschauer und die willentliche Leistung dadurch anders gesteuert. Das Tätigsein wird dann in diesem Sinne so ausgerichtet, dass dieses einer beobachtenden Führung unterliegt.

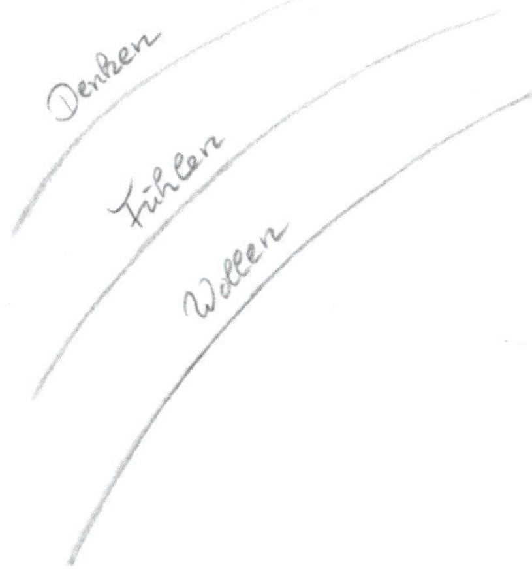

Wenn wir uns diese gegliederte Konzentrationsbildung lebendig vorstellen, wie sie auf den ganzen Menschen wirkt, so werden wir bemerken, dass der ausstrahlende und somit im Leben stehende Mensch völlig anders erscheint, als wenn er die drei Kräfte miteinander vermischt und mit den in ihnen gebundenen Emotionen auf seine Umwelt einwirkt. Diese gegliederte Konzentrationsübung aber entspricht der geistigen Schulung. Sie entspricht nicht unbedingt allen Schulungswegen. Normalerweise wird man unter Konzentration mehr oder weniger eine Disziplin verstehen, die beispielsweise auch in verschiedenen asiatischen Kampfsportarten eingesetzt wird. Diese Konzentrationsarten, die in asiatischen Kampfsportarten eingesetzt werden, sind außerordentlich wirksam, aber sie würden nicht dem Charakter entsprechen, den wir in der geistigen Schulung finden wollen. (40) In der geistigen Schulung wollen wir einen Menschen finden, der sich sowohl geistig einlebt, als sich auch den seelischen Reichen zugehörig fühlt und weiterhin in der irdischen Welt seine Wirkungskraft einsetzen kann. Der Konzentrationsbegriff ist deshalb in diesem Sinne, wie wir ihn hier erbauen, sehr wichtig und er bedarf einer guten Auseinandersetzung, damit er nicht auf verkehrte, vermischte oder triviale Weise verstanden wird.

(40) Viele Kampfsportarten sehen ein Ideal darin, die Körperenergien intensivst zu bündeln, um die gesamte physische Kraft genau im Moment der Aktion maximal freizusetzen. So nimmt der Schlag oder der Sprung den direkten Weg vom Körper zum Bewusstsein, ohne neue Seelenstimmungen heranzubilden. In der Fachsprache des Yoga wird dieser Vorgang als „Energetisierung“ beschrieben.

Da wir bei der Entwicklung eines lichten und wärmehaften Durchströmens der rhythmischen Mitte eine Loslösung von der Körperlichkeit benötigen, eine Loslösung beispielsweise von verschiedenen gewohnten Spannungszuständen und eingeschnürten Gefühlen, müssen wir auch eine Art Konzentration in die Übung hineinlegen. Diejenige Konzentration, die wir in die Übung hineinbringen, kann beispielsweise durch sorgfältige Entwicklung von Ruhe und klarer Gedankenüberlegung geschehen. Wir können beispielsweise die Übung mit einem Bild, das die Gedanken begleitet, bereichern und aufgrund dieses mentalen Prozesses die Loslösung von der Dominanz des Körpers leichter entwickeln.

Nehmen wir einmal ein praktisches Beispiel, wie wir die gegliederte Konzentration mit ihrem befreienden und körperunabhängigen Charakter vollbringen können. Nehmen wir hierzu einmal eine rückwärtsbeugende Übung in die Vorstellung und beginnen wir, ein ganz exakt erwogenes Bild auf die Übung umzusetzen. Nehmen wir den Halbmond in der Ausgangsstellung.

Der Halbmond ist auch für Anfänger geeignet. Er kann in unterschiedlichen Schwierigkeitsgraden von einer sehr leichten bis zu einer sehr anspruchsvollen Rückwärtsbewegung ausgeführt werden.

Der Halbmond ist für uns Praktizierende eine recht bekannte Übung. Wir wissen, dass dabei sowohl der Beinstand eine Bedeutung einnimmt, als auch im Anschluss daran das Durchstrecken der gesamten Wirbelsäule. Ganz besonders ist aber das Zusammenwirken von der Beindynamik zur Wirbelsäule nennenswert. Die Bewegung, die bei dieser *āsana* notwendig ist, ist auf sanfte Weise mit wacher Aufmerksamkeit zu vollbringen. Es soll die Brustwirbelsäule in die wachsende Dynamik kommen und gleichzeitig aber der Oberkörper entspannt bleiben.

Der Übende ist nicht nur mit der Ausführung der Körperübung allein beschäftigt, sondern er kreiert in gedanklicher Ausformung gleichzeitig das Bild der Übung und behält es in der Aufmerksamkeit.

Indem wir sorgfältig auf dieses Bild achten, dass wir die Brustwirbelsäule dynamisch nehmen und den Oberkörper entspannt lassen, gewinnt die Übung eine erste Gliederung. Wir müssen infolge dieses Verhältnisses von Spannkraft und Entspannung den Körper in das Bild der Gliederung führen. Wir müssen auch unsere mentale Aufmerksamkeit so ausrichten, dass wir ein Oben, eine Mitte und ein Unten beachten. Wir sinken beispielsweise in die Beindynamik, wir beachten die Mitte, die dynamisch werden soll, und wir beleben mit feinsinniger Sinnesfreude gleichzeitig die Arm-Kopf-Partie, den Nacken, der sich möglichst leicht und frei anfühlen soll. Auf diese Weise erleben wir eine Gliederung. Die Gliederung ist auch rückwirkend wirksam auf die Seelenkräfte. So wirken der Körper und die Seelenkräfte zusammen, da wir für die Gliederung die Aufmerksamkeit, die wache, klare Beobachtung mit geeigneten Vorstellungen und Bildern einsetzen müssen. Wenn wir auf diese Gliederung achten, so kommen wir zu einer ersten Anforderung, die damit auf die Konzentrationsentwicklung außerordentlich günstig wirkt.

Zur Ausführung gehen wir einmal mit dieser Beobachtung in den Halbmond hinein. Die Arme über den Kopf heben, den Oberkörper entspannt lassen, die Beindynamik aktiv, gut einsinken lassen und schließlich in die Brustwirbelsäule hineinwachsen, sind die körperlichen Voraussetzungen. Der Kopf soll, wenn er dann zurückfällt, möglichst locker bleiben. Der Ausdruck der Übung wird schließlich angenehm und sympathisch, da wir bemerken, dass infolge der Art und Weise, wie die mentale Ausrichtung geschieht, der Körper angenehm in eine Form geführt wird. Er wird in eine Form geführt, aber nicht in eine Form gezwungen. Da die nach gezielter Vorstel-

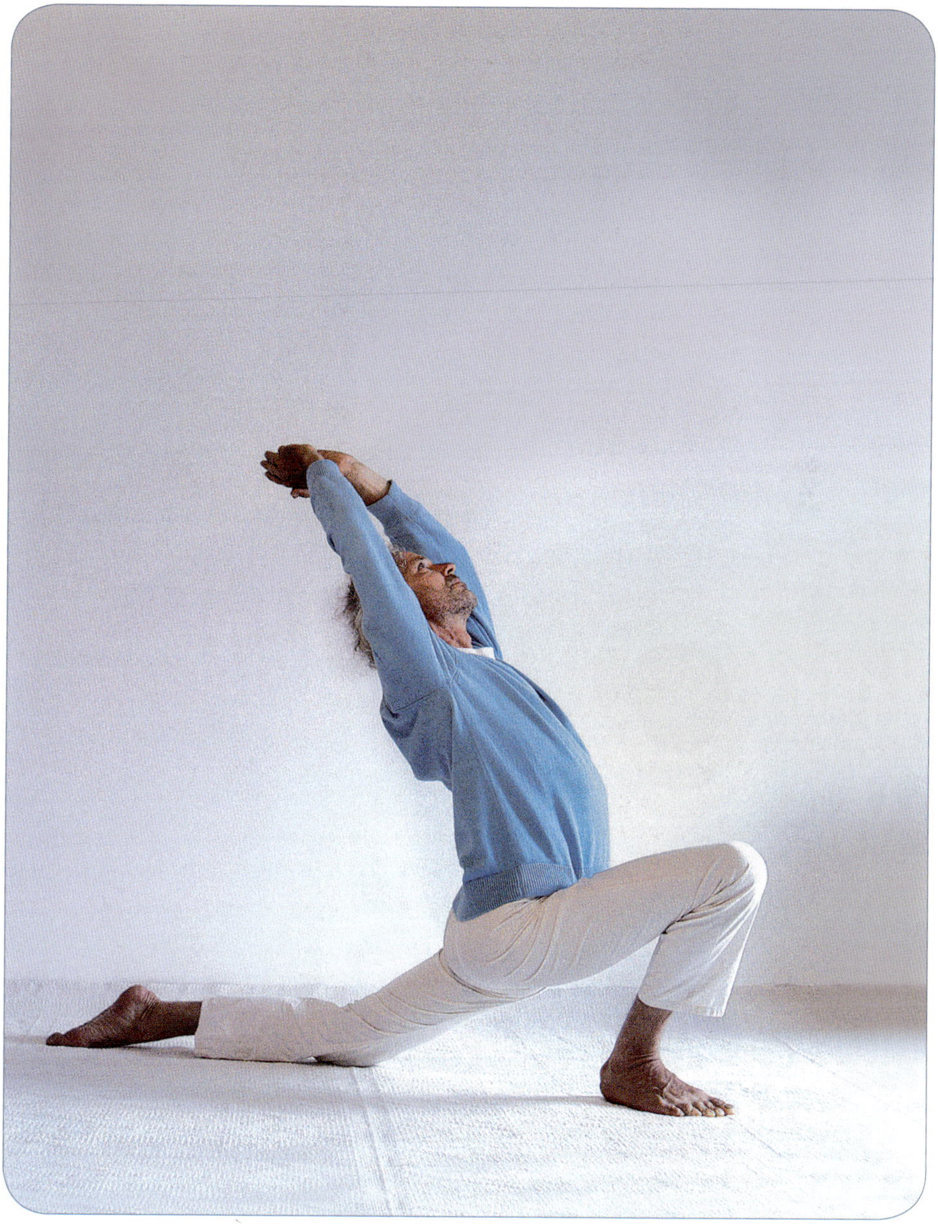

āñjaneyāsana, der Halbmond –
leichte Durchstreckung der Brustwirbelsäule

lung ermessene Gliederung den Körper leichter und zugleich lichter macht, wirkt das Sympathische bereits ausstrahlend aus dem Körper und erhellt die Atmosphäre.

Ich glaube, dass diese Ausstrahlung lichter und leichter wirkt, lässt sich nachempfinden. Dieses lichtere Bewusstsein entsteht tatsächlich aus der Gliederung und aus dieser einfach geprägten Konzentrationsentwicklung. Schwieriger wird die Überlegung bei der Ausführung der gleichen Position, wenn wir noch ein weiteres imaginatives Bild hineinführen. Es sollte uns aber bereits, wenn wir ein imaginatives Bild in die Übung hineinführen, die körperliche Ausführung geläufig sein und wir sollten in etwa auf einfache Weise verstehen, dass der Körper sich mehr gegliedert erlebt und nicht zu sehr kompakt in einer abgeschlossenen Willensführung. Wir sollten also beispielsweise beim Halbmond bereits das Verhältnis Entspannung, Dynamik und Einsinken in den Stand schon richtig ausführen können.

Der Übende sollte sich am Anfang nicht zu sehr mit mentalen Bildern überfordern. Die Dimension einer Schwierigkeit steigt innerhalb der Übung, wenn der Übende das Bewusstsein gemäß einer vorgenommenen Vorstellung gezielt aufrecht erhalten muss. In einer schwierigen Übung nimmt der Körper das Bewusstsein gefangen. Das Ziel aber des Übens in der Konzentrationsentwicklung ist es, dass der Übende eine körperliche Übung mit einem zugehörigen mentalen Bild ausführen kann und sich nicht mehr einseitig durch den Körper und seine Energien gefangen nehmen lässt.

Nehmen wir aber zur nächsten Ausführung das neue Bild hinzu. Nehmen wir das Bild hinzu, das zur Loslösung direkt und indirekt eine Dynamik freisetzt. Bei allen Übungen, die die Brustwirbelsäule betreffen, sollen wir uns von Stauungen, von angesammeltem Ballast loslösen lernen. Die Brustwirbelsäule nimmt in etwa all dasjenige auf, das wir als Illusionen des Lebens in uns tragen. Alle Illusionen und zwar vor allen Dingen sämtliche gefühlsmäßigen Illusionen, die wir uns geschaffen haben, manifestieren sich in einer zu hart werdenden Muskulatur und lähmen damit die Bewegtheit der Brustwirbelsäule. Wir sollen damit nicht eine moralische Vorstellung ableiten, sondern wir sollen nur einmal zur Kenntnis nehmen, dass es gewisse Kräfte sind, Kräfte der Schwere, Reaktionen, Impulse aus der physischen Welt, aus dem zu starken Physischwerden, die sich in der Brustwirbelsäule zeigen. Ganz besonders aber zeigt sich dieses Physischwerden in der Brustwirbelsäule durch bestimmte Gefühle oder Emotionen mit bindendem Charakter. Gefühle binden uns und schnüren uns in der Mitte des rhythmischen Raumes ein.

Wir können uns nun einer sehr gewagten, aber genau gewählten Vorstellung mit hypothetischem Charakter hingeben, die das körperliche Niveau außerordentlich subtil zeichnen kann.

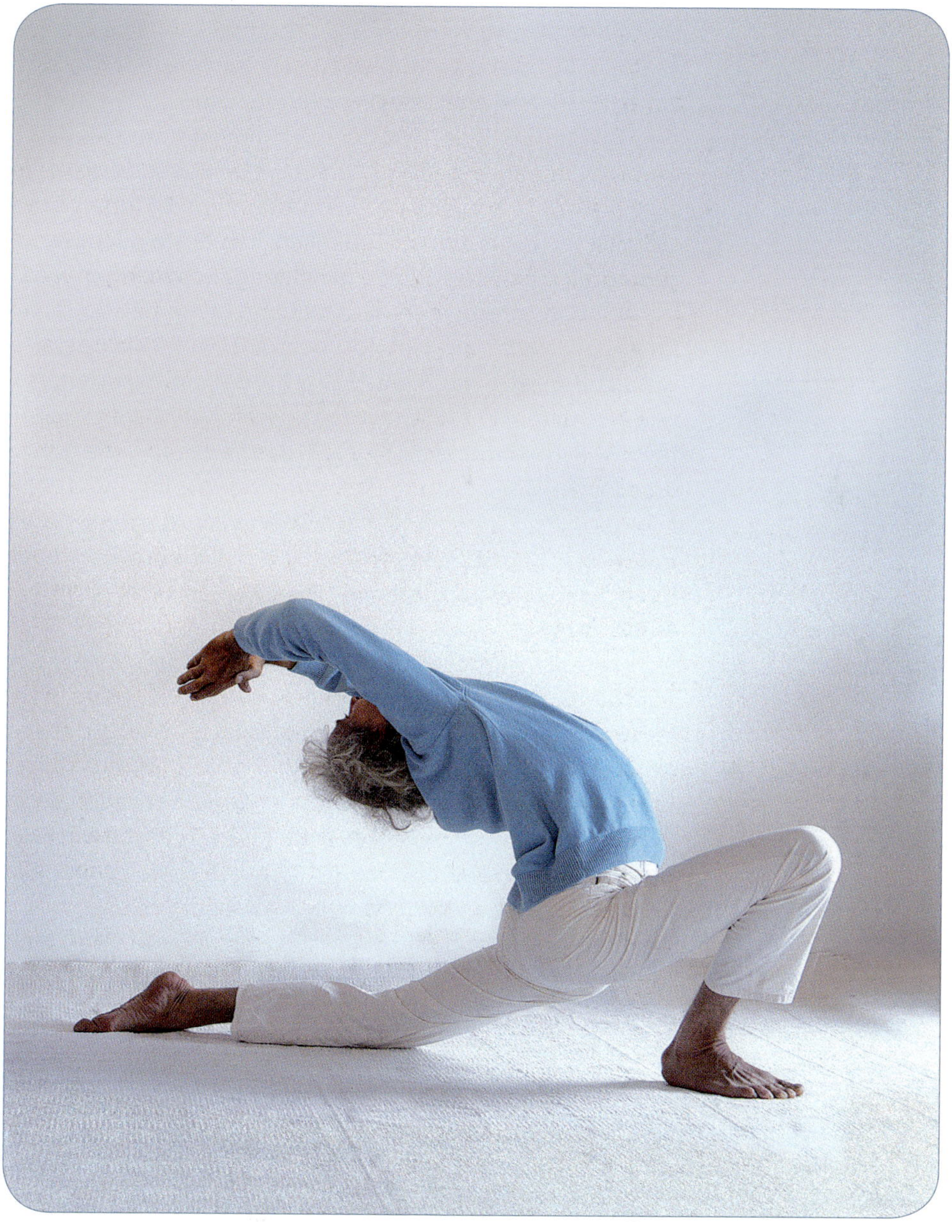

āñjaneyāsana, der Halbmond –
anspruchsvolle, sehr dynamische Phase

Diese Vorstellung wäre für das Leben sehr wichtig, ich möchte sagen, für das geistige Leben sehr wichtig. Für das irdische Leben ist aber diese Vorstellung ungewöhnlich. Wenn ihr Euch dem Bild hingebt, dass Ihr nur noch eine Minute zu leben habt und nicht mehr länger und Ihr aus diesem Grunde nichts mehr zu verlieren habt und keine Emotionen mehr leben braucht, so gebt Ihr Euch einem Gedanken hin, der einerseits außergewöhnlich ist, aber geistig gesehen gar nicht falsch ist. Geistig gesehen ist dieser Gedanke richtig, denn geistig lässt sich im Leben weder ein Gefühl noch eine weltliche Sache, eine weltliche Macht, noch ein Mensch oder ein bestimmtes Umfeld festhalten. Wir können geistig gesehen die weltliche und menschliche Natur nicht fixieren, das heißt nicht die geringste Emotion in eine absolute Besitzzugehörigkeit bringen.

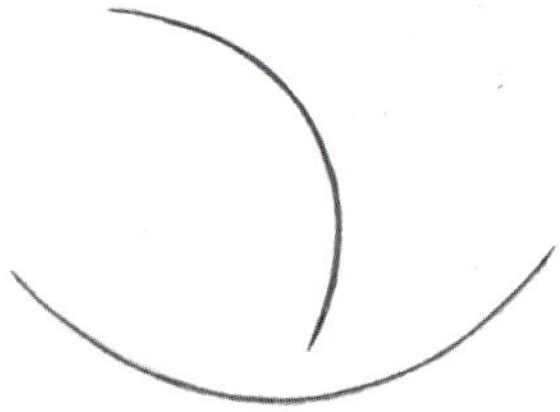

Mit einem Loslassen der Fixierungen bei gleichzeitigem Aufrechterhalten der Vorstellung und des Zieles, die Übung auszuführen, entsteht das imaginative Bild, dass sich grafisch mit zwei Schalen darstellen lässt. Der Körper sinkt wie in eine Schale ein, aus der sich eine geschmeidige Bogengestaltung in freier und wachsender Dynamik erhebt.

Indem wir uns diesem hypothetischen Bild hingeben, dass wir nur noch ganz kurz zu leben haben, beispielsweise nur noch eine Minute zu leben haben, können wir den Körper plötzlich leichter loslassen. Wir können oder dürfen den Körper einmal vollständig vergessen, sodass wir auch so weit gehen, dass wir dann gleichmütig werden gegenüber Spannungen, die am Körper aufkommen, auch gegenüber so feinen Schmerzen, wie sie sich etwa in den Oberschenkeln oder in bestimmten Partien zeigen. Wir werden sehr gleichmütig. Wir verlieren nicht die Kontrolle und auch nicht die Haltung. Wir geben keinesfalls die Geistesgegenwärtigkeit, die Wachheit auf, aber wir geben alles Anhaften, alles Fixieren, das wir über den Körper wirksam machen, einmal hin. Wenn wir uns in dieses anspruchsvolle, ernste, aber leichte Bild hineinleben und damit in das Rückwärtsbeugen gehen, dann kommen wir eigentlich zu dem richtigen bereitwilligen Loslassen. Gehen wir mit diesen Voraussetzungen in die Übung hinein.

Der erste Schritt ist es, dass wir die Stellung nach der üblichen Methodik ausrichten. Die Beine sinken ein, wir gewinnen einmal ein erstes Formgefühl, entspannen die oberen Körperpartien, dann führen wir die Arme nach oben und warten beobachtend ab, bevor wir in die weitere Dynamik gehen. Wir bleiben entspannt oder bleiben in einer sehr zuträglichen Stellung, die noch gut zu halten ist und bei der der Atem frei fließen kann. Nun wird das Bild erst einmal gedacht, das ein Bild des Gleichmutes ist: Wir haben nichts mehr zu verlieren, wir leben nur noch eine Minute. Wir sind nicht mehr daran interessiert, ein Gefühl oder eine Sache im Leben festzuhalten, und bewahren aber gleichzeitig doch die ganze Klarheit über die Situation. Nun können wir aber aus dem Gleichmut der Haltung doch jene Aktivität beginnen, dass wir diese Stellung noch weiter in die Dynamik fortsetzen. Wir bewahren diese Vorstellung im Gedächtnis während der Phasen des Übens und werden vollkommen ruhig, sodass wir förmlich diesen Gleichmut am Körper spüren. Durch die Ruhe, die am Körper erzeugt wird, bemerken wir, wie sich die Nerven in ihrem ergreifenden Drängen zur Ruhe und zur Ausgeglichenheit begeben.

Dieses Loslassen geschieht nicht unbedingt mit einer einzigen Übung. Leben wir uns aber in ein erstes, deutliches Bild hinein, dass wir Gefühle, äußere Sachen oder Umstände des Lebens nicht festhalten, sondern bereit sind, uns ganz an diese Augenblicklichkeit der Gegenwart hinzugeben, dann werden wir ein gesundes, integeres Loslassen vorbereiten. Dieses Loslassen kann sich in der Richtung zeigen, dass sich die Brustwirbelsäule schließlich viel leichter dynamisiert und wir im gesamten Dasein eine realere Form des Aufmerksamwerdens finden.

Diese Übung könnte grundsätzlich sogar so weit entwickelt werden, dass eine förmliche Stärke aus der Brustwirbelsäule erwachsen kann. Sie würde dann eine sehr gute Ich-Dynamik in der Mitte des Menschen zur Förderleistung bringen und auf diese Weise gegen das Mammakarzinom eine günstige Prophylaxe anbieten.

Vergleichen wir mit der Betrachtung der Übung gleichzeitig einmal die gewöhnliche Denkrichtung. Die gewöhnliche Denkrichtung ist durch den Willen und durch das Gefühl, das heißt durch angestaute Emotionen, ständig in eine bestimmte Richtung dirigiert. Wenn wir unser Denken einigermaßen objektiv fassen, dann können wir sagen, dass unser Denken nicht dem freien Gedanken und damit noch nicht dem freien Vorstellungsleben entspricht, sondern dass dieses Denken tatsächlich einen inneren, eigenartigen unbekannten Führer besitzt. Dieser ist der Führer des *karma* (41), des gebundenen Schicksalsherrn. Dieser gebundene Führer kommt aus unserem verborgenen Stoffwechsel, aus unseren Organen heraus und gleichzeitig auch aus unseren angestauten Emotionen, aus unserem ständig zirkulierenden Blutkreislauf. Das, was wir an Vorstellungen bilden, an Gedankenbildern entwickeln, das unterliegt in Wirklichkeit dem inneren Führer, der aber verborgen ist. Da dieser Führer in uns tätig ist und wir selbst mit diesem karmisch verknüpft sind, bemerken wir nicht, wie wir ständig unfrei denken müssen. Wir sind gewissermaßen gezwungen, durch die inneren Organe und durch unser strömendes Blut eine bestimmte Richtung des Denkens zu absolvieren.

(41) *Karma* ist das Sanskritwort für Arbeit und heißt aber im allgemeinen Sinn, dass es im Leben ein Gesetz von Ursache und Wirkung gibt. Je mehr man beispielsweise in diesem oder auch in einem früheren Leben Unterlassungen in der Entwicklung geduldet hat, desto mehr *karma* oder Arbeit sammelt sich an.

Indem aber diese Gliederung hereintritt und indem wir beispielsweise auch so ein anspruchsvolles Bild erbauen, ein Bild, dass wir nichts mehr zu verlieren haben und uns ganz in die Gegenwärtigkeit und Ruhe der Situation hineinleben, entwickelt sich für eine kurze Phase ein Führen eines tatsächlich freieren Bewusstseins und ein wahreres Gewahrsein. Geistig gesehen ist dieses Bewusstsein, das wir für vielleicht eine halbe Minute in der Übung heranbilden oder versuchen heranzubilden, viel mehr der Realität entsprechend. Wir sind wahr, wenn wir die Realität des Sterbens und Loslassens denken, denn es ist in diesen Augenblicken die Freiheit des Geistes und die Möglichkeit, eine kosmische Realität als Wirklichkeit wahrzunehmen, wie eine Feuerflamme über uns tätig.

Wenn wir das Bild der vollständigen Hingabe, die vollständige Auflösung der Fixierung bei gleichzeitiger aktiver Wachsamkeit in der gesamten Übung einmal erfassen, dann kommen wir zu einem idealen, freien Menschenbild. Die Vorstellung, dass wir nicht mehr lange leben, sollen wir natürlich nicht den ganzen Tag über pflegen. Es soll nicht ein Missverständnis erzeugt werden, sondern diese Vorstellung wäre eigentlich nur geeignet für diesen Augenblick des Übens, bei dem wir wirklich gänzlich einmal zu einer Gegenwärtigkeit und zwar zu einer ganz freien Gegenwärtigkeit kommen wollen. So wäre dieses Bild für etwa eine halbe Minute oder eine Minute in der Vorstellung aufzubauen, und es kann aus diesem Bild schließlich ein realer Sinn für die hohe menschliche, mutige Lebensform des Gleichmutes entwickelt werden.

Erwähnenswert ist in jedem Fall, dass jede Erkenntnisbildung, die aus der Übung erfolgt, das allgemeine soziale Leben bereichern soll. Je mehr jemand aus diesen Übungen ein Verständnis für reale Zusammenhänge des Daseins entwickelt, desto mehr sollte er auch diese auf geeignete Weise in das Leben umsetzen lernen. Die Umsetzung der Erkenntnisse in das soziale Leben kann die Übungsweise aus der eigenen Subjektivität in eine größere objektive Wirklichkeit öffnen und die Beziehungsfreudigkeit im Umgehen mit den Mitmenschen stärken. Ein Üben bringt in der Regel ein besseres Beziehungsleben hervor.

Ein Ziel dieses Übens ist es, richtige Wahrnehmungen, sogenannte kosmisch-geistige Wahrnehmungen über das Leben zu finden. Gleichzeitig wollen wir aber mit diesen idealen Wahrnehmungen auch uns selbst besser kennenlernen und bis in die Tiefe der Seele durchdringen. Wir ergreifen unsere Seele mit einer Art neuen, kosmisch evidenten Substanz, mit einer bewusstseinsorientierten, lebendigen Wahrheitsvorstellung. Diese wahre Vorstellung beginnt dann langsam in uns zu wirken und schafft die Grundlage zur Loslösung der Seelenkräfte und schließlich erschafft diese Art des Übens mit der Zeit eine weitere Grundlage zur Erkenntnisbildung.

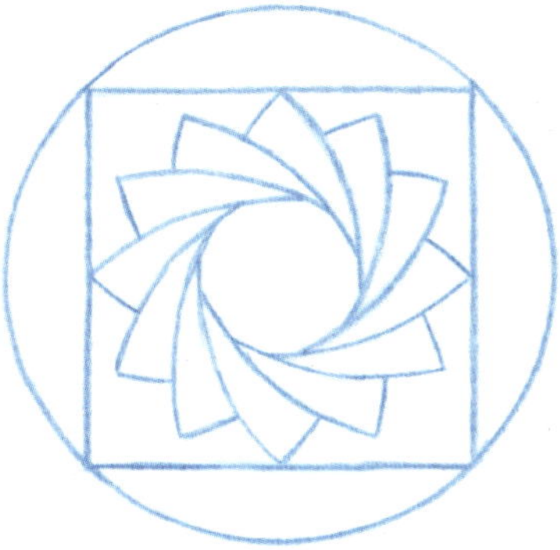

Die Mitte des Menschen

Eine zusammenfassende Antwort auf die am Anfang des Buches gestellte Frage nach der Mitte

Die Mitte des Menschen ist in letzter Konsequenz nicht er selbst, sondern es ist sein soziales Umfeld. In der Brustwirbelsäule spiegelt sich nämlich das Kräftewirken des gesamten äußeren Umfeldes und aller dort existierenden Beziehungen wider. Je besser der Einzelne in beziehungsfähiger und sozialfreudiger Ausrichtung dieses soziale Umfeld begleiten und fördern kann, sich selbst und andere in Freiheit wahren lernt, desto lebendiger dynamisiert sich die Brustwirbelsäule in aufsteigender und freudiger Weite und desto freier und uneingeschränkter fließt durch ihn ein weiter kosmischer Atem.

Nachwort

Eine kurze biographische Skizze zum „Neuen Yogawillen"

Der Autor Heinz Grill begründete in den Jahren 1989/90 eine Yogarichtung, die sich dadurch auszeichnete, dass die darin integrierten Stellungen des klassischen östlichen Yoga auf besonders ästhetische Weise praktiziert wurden. Es stand in der körperlichen und mentalen Praxis viel mehr der Seelencharakter der Übungen im Vordergrund. Die Kunst mit ihrem kreativen Charakter, die bildhafte geistige Bedeutung der Stellungen mit ihrem meditativen Wert und schließlich die praktische Formung des physischen Leibes mit ihrem gesundheitlichen Wert ermöglichten und eröffneten den Übenden einen vielseitigen und freien Weg zu dieser ganzheitlichen Übungsweise.

Der heute bestehende spirituelle Schulungsweg im Yoga ist das Ergebnis seiner langjährigen gründlichen Arbeit, die sowohl die geisteswissenschaftliche Forschung als auch die ganz praktische Umsetzung im Übungsleben umfasst. Erst nach einigen Jahren stieß Heinz Grill auf die Aussage Rudolf Steiners, der den klassischen Yoga des Ostens als nicht zeitgemäß einschätzte und die Entwicklung eines „neuen Yogawillens"[1] postulierte: Um zu höherer Erkenntnis zu kommen, solle sich der Mensch nicht einseitig in den Kosmos einleben und sich auch nicht zu stark mit der Körpersphäre verbinden. Rudolf Steiner schätzte die im Osten praktizierte Atempraxis für den Menschen des Westens sogar als gefährlich ein, was seine andersartige leibliche Organisation betrifft. Er forderte einen Yoga, der der Konstitution des westlichen Menschen entspricht und der vielmehr die Loslösung der Atmung fördert, um die Vergeistigung des Physischen von einem Ich aus beginnen zu können.

[1] Rudolf Steiner in seinem Vortrag vom 30.11.1919, in „Die Sendung Michaels" (GA 194, S. 107-123) und „Wege der Übung - Die Michael-Kultur der Zukunft", 1994, S. 59.

Die von Heinz Grill bereits grundgelegte Yogapraxis formte sich über die Jahre hinweg zunehmend eindeutiger im Sinne eines neuen zeitgemäßen Schulungsweges. Einerseits tritt darin besonders das spirituelle Element sehr stark in den Vordergrund, andererseits spielt die Entwicklung eines sozialen Bewusstseins und die lebendige Beziehungsaufnahme über die Sinne eine entscheidende Rolle. Nicht mystische Erleuchtungserlebnisse, noch asketischen Weltenrückzug finden die Übenden des „Neuen Yogawillens", sondern neue Seelenempfindungen und wirkliche moralische Reifeprozesse, die eine Grundlage bilden, sich zu hohen Erkenntnissen aufzuschwingen und geistigen Wahrheiten entgegenzugehen.

Für die Herausgeberin trifft sich in der vorliegenden Philosophie des „Neuen Yogawillens" die Forderung Rudolf Steiners nach einer dem modernen Menschen entsprechenden Bewusstseinsentwicklung mit dem Anliegen des Autors, das Selbst des Menschen im Sinne der Schöpferkraft zu fördern und dieses in einer angemessenen und gesunden Synthese mit dem sozialen Leben zu verbinden.

Johanna Blümel

Anmerkungen der Herausgeberin

Zur Information

Für den interessierten Leser sei zu Beginn auf das Buch „Das Wesensgeheimnis der psychischen Krankheiten" hingewiesen, da der Autor dort unter anderem das Herzorgan in seinen geistigen, kosmischen und physischen Bezügen charakterisiert. Mit den dort beschriebenen Übungen und Gedanken kann das Anliegen des vorliegenden Buches zur Gesunderhaltung des Brustorganismus lebendig und praktisch erweitert werden.

„Dreigliederung" (S. 12 und S. 41)

- Rudolf Steiner, Theosophie, Einführung in übersinnliche Welterkenntnis, 1904, GA 9

- Rudolf Steiner, Der Goetheanismus, ein Umwandlungsimpuls und Auferstehungsgedanke. Menschenwissenschaft und Sozialwissenschaft, 1919, GA 188, S. 172f:
  „Wenn wir den dreigliedrigen Menschen ins Auge fassen, so haben wir zunächst das Geistige des Menschen in der Sinnes-Nervensphäre. Dann haben wir das Mittlere in der rhythmischen Sphäre, das Untere in dem Stoffwechsel. Im Stoffwechsel ist eigentlich der Abdruck des Höchsten, des Geistigen."

Zur Unterscheidung von Emotion und Empfindung (S. 13 und S. 39)

Eine sehr lebendige und mit Übungen bereicherte Ausführung zu diesem Thema findet sich in dem Buch von Heinz Grill „Das Wesensgeheimnis der psychischen Erkrankungen", 2010, S. 222ff, im Kapitel „Was ist ein wahres seelisches Gefühl ?".

„Die neue Yogaempfindung" (S. 18)

Die Anregung des schöpferischen Potentials in einer bewussten und ästhetischen Übungspraxis kann als künstlerische Arbeit verstanden werden. Sie gründet sich auf einer wachen Auseinandersetzung mit imaginativen, also freien objektiven Inhalten in der Praxis, auf einer Weiterentwicklung der persönlichen Fähigkeiten und dem Interesse für das soziale und auch moralische Leben unserer Kultur. Der Übende gibt sich also nie passiv auf, sondern formt in jeder Lebenslage mit Hilfe authentischer Vorstellungen sein Bewusstseinsleben, und er bringt damit auch seine eigene Persönlichkeit in die weite Perspektive einer freien Lebensführung und Ausformung.

Der Zusammenhang von Beinen und Herzorgan (S. 30)

Über den kosmologischen Zusammenhang zwischen den Beinen und dem Herzen findet sich eine ausführliche Darstellung in dem Buch von Heinz Grill „Das Wesensgeheimnis der psychischen Erkrankungen", 2010, in einem Unterkapitel über das Herz ab S. 201, „Der Zusammenhang des Herzens mit den Beinen."

„Rhythmus" (S. 36)

- Rudolf Steiner, Kosmogonie. Populärer Okkultismus. Das Johannes-Evangelium. Die Theosophie an Hand des Johannes-Evangeliums, GA 94, S.74:

  „Ein oberstes Gesetz beherrscht die Natur, das ist der Rhythmus."

- Rudolf Steiner, Ursprungsimpulse der Geisteswissenschaft. Christliche Esoterik im Lichte neuer Geisterkenntnis (1906/07) GA 96, S.150:

  „Die Rhythmisierung des Lebens gehört zu den Vorbedingungen für ein Aufsteigen zu den höheren Welten. Es wird durch den Menschen ein neuer Rhythmus an die Stelle des alten gesetzt."

„Verschiedene Ätherarten" (S. 37)

- Heinz Grill, Initiatorische Schulung in Arco, Gemeinschaftsbildung und Kosmos, S. 159, „Die Ätherstrahlungen und die *āsana*":

  „... Neben diesen sakralen Ausdrucksformen der von mir dargestellten āsana-Praxis kann aber auch das Lichtkleid des Äthers, das ist die erste Form der Aura, relativ leicht nachempfunden werden. Zu dieser ersten Aura zählen die vier Ätherarten, das sind der Feueräther, der Lichtäther, der chemische Äther und der Lebensäther... ."

  ebd., S. 163 Kapitel: Der Ätherleib in seinen Gliedern

„Ätherrhythmus" (S. 37)

In „Aus der Akasha-Chronik" (1904/1908, GA 11, S.28) beschreibt Rudolf Steiner wie in einer voratlantischen Epoche bestimmte Frauen mit einer besonderen Seelenverfasstheit begabt waren, sodass sich ihnen die Geheimnisse der Natur enthüllten. Man konnte sich bei ihnen Rat und Hilfe holen, da sie Weltengeheimnisse hervorholen konnten. Was sie erlebten und mitteilten, setzten sie in einer Art Natursprache um, die dem Gesang ähnlich war und den inneren Rhythmus der Natur in sich trug. Was die Anwesenden

„Je besser das Beziehungsleben abgestimmt, koordiniert und verlebendigt wird, je mehr Menschen sich gegenseitig fördern und erbauen, desto mehr kommen diese gesund erhaltenden Ätherrhythmen wieder in den Menschen hinein. Die Brustwirbelsäule ist dabei der Ort, der am meisten diese Ätherrhythmen empfangen kann."

Heinz Grill

hörten, war wohl nicht „Sinn" und „Inhalt", sondern Klang, Ton und Rhythmus wie in der Musik. So fand die Kraft des Gehörten in die Seele. Diese geheimnisvollen Rhythmen, die der Natur abgelauscht waren, wurden dann auch in den Bewegungen der eigenen Körperglieder nachgeahmt in Form von tänzerischer Bewegung. Die Menschen um sie herum bewegten sich im rhythmischen Tanzen.

„Elementarwesen" (S. 43)

- Rudolf Steiner, Der Wert des Denkens für eine den Menschen befriedigende Erkenntnis, Das Verhältnis der Geisteswissenschaft zur Naturwissenschaft, 1915, GA 164, S.124:
  *„Wir wissen ja, dass um uns herum sich in der Welt nicht bloß dasjenige ausbreitet, wovon die heutige Sinnes-Wissenschaft spricht, sondern dass dieser Natur, von der wir heute sprechen, zugrunde liegt die sogenannte elementarische Welt, zugrunde liegt die Welt, für die wir nur Bezeichnungen haben, wenn wir auf die alte Mythologie zurückgehen, in den verschiedenen Elementarwesen *, die zugrunde liegen dem mineralischen Reich als Gnomen, dem wässerigen, pflanzlichen Reich als Undinen, dem luftförmig belebten Reiche als Sylphen, und dem ganzen Irdischen als Salamanderwesen. Diese Wesen haben ihre gute Aufgabe in der Welt. Sie haben zu tun in der Art, von der man allerdings meint in der äußeren materialistischen Wissenschaft: es macht sich alles von selbst. Aber es macht sich nicht von selbst!"*

„Die Elementarwesen beleben die Natur und arbeiten in ihr, sie arbeiten aber auch am Körper des Menschen. Ziehen sich diese zurück, wie es mehr im Winter der Fall ist, dann, wenn die Kälte mit lichtarmen Tagen überwiegt, entsteht eine Art Leblosigkeit und ein Verdorren. Ziehen sie sich vom Menschen, beispielsweise von seinem mittleren Körper zurück, neigt dieser zu Einschnürung und Verhärtung."

Heinz Grill

- Heinz Grill, Der Archai und der Weg in die Berge, S. 17f

- Wilhelm Pelikan, Heilpflanzenkunde Band 3:
  Im 3. Band gibt Wilhelm Pelikan eine ausführliche Schilderung zum Thema Elementargeister.

„Energiezentrum" (S. 43 und S. 54)

- Heinz Grill, Die sieben Lebensjahrsiebte und die Geburt aus Geist und Wasser:
  In diesem Buch beschreibt Heinz Grill, wie sich die sieben Energiezentren im Laufe der verschiedenen Lebensabschnitte im Menschen anlegen und entwickeln und mit der zunehmenden Reife des Charakters aktiv in eine Wirksamkeit kommen.

- Rudolf Steiner, Wie erlangt man Erkenntnisse der höheren Welten, 1904/1905, GA 10, S.97 ff

„Richtige Entsagung" (S. 58)

- Rudolf Steiner, Pfade der Seelenerlebnisse, Vortrag vom 11. Nov. 1909, „Die Askese und die Krankheit", Tb 622

- Rudolf Steiner, Geisteswissenschaftliche Menschenkunde, 1908/1909, GA 107, S. 61f:
  „Ebenso wie das Entbehren, so ist auch das Entsagen in mannigfachen Nuancen denkbar. Mit der kleinsten Entsagung, die wir uns auferlegen, machen wir einen Schritt vorwärts in dem Sinn, dass wir uns zu der guten Seite der astralischen Welt hinaufentwickeln. Wenn man sich das Unbedeutendste versagt, so ist dies ein Anerziehen von etwas, das etwas Wesentliches beiträgt zum Erfahren der guten Seiten der astralischen Welt. Darum wird in den okkulten Überlieferungen so viel Gewicht darauf gelegt, dass der Schüler sich probeweise dies oder jenes entzieht, dass er Entsagung übt."

„Es ist aber sehr wichtig, dass die menschliche Selbsterziehung dahingehend wirkt, dass man den wesentlichen Dingen, die der Entsagung wert gebühren, entsagt und sich nicht eine Art Selbstkasteiung auferlegt."
Rudolf Steiner

„Der seelische Rückzug" (S. 61)

Aus ganzheitlicher Sicht ist die Krebserkrankung durchaus als Allgemeinkrankheit mit starken Rückzugstendenzen zu erkennen.

- Heinz Grill, Erklärung, Prophylaxe, Therapie der Krebskrankheit aus ganzheitlicher medizinischer Sicht, 2001, S. 20:
  „Mut und Tatenkraft und den Geist der Selbstüberwindung erfordert das Leben immerfort, und nun, im Stadium des bevorstehenden oder bereits eingetretenen Krankseins, stellt sich noch einmal ganz besonders die Frage nach dem eigenen Willen und nach dem Mut zum Leben. Dieser Mut zum Leben erfordert ein Vorwärtsgehen, ein bewusstes und realistisches Blicken in die Weite der Zukunft, denn diese Schritte führen leichter in eine Heilung. Wie wir gesagt haben, ist der Krebs mit einer Rückzugstendenz in die eigene Reflexivität des Innenlebens gekennzeichnet. Diese muss durch eigene Anstrengung und durch die bewusste Neuformulierung von Möglichkeiten in mutiger Lebensbejahung begonnen werden."

Weitere Übungen für den Brustraum

In seinem Grundlagenwerk der Yogapraxis „Die Seelendimension des Yoga" beschreibt Heinz Grill im Kapitel über das Herzzentrum noch einige andere Übungen. Diese Stellungen charakterisieren sich durch eine stärkere Mittenzentrierung im Brustraum und eine gleichzeitige Mobilisierung und Verlebendigung der mittleren Wirbelsäule.

Das Foto zeigt eine Spontanaufnahme von Heinz Grill bei der Ausführung der gehobenen Standwaage.

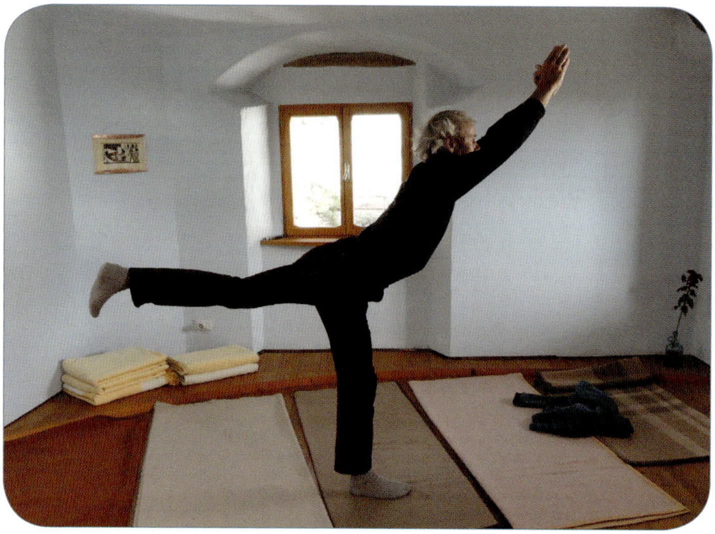

gehobene Standwaage

Die Stellung formt sich, wenn man im Stehen einen Fuß gerade nach vorne stellt und den Brustkorb exakt nach vorne ausrichtet. Mit dem hinteren Bein ergibt sich eine durchlaufende Linie, die die Spannung bis hinauf zur Mitte fördert. Das ist eine Spannung, die in die Brustwirbelsäule am stärksten einmündet.

Anschrift des Autors in Italien am nördlichen Gardasee:

Heinz Grill,
Spazio d'Incontro
Via Dante A., 17
38060 Tenno (TN)
Italien
heinz.grill@libero.it

Kontaktadresse:

- Für Informationen über Regenerationsaufenthalte zum seelischen und leiblichen Aufbau
- sowie zu Aus- und Weiterbildung für Therapeuten/innen im Sinne des Neuen Yogawillen, können Sie sich wenden an:

Johanna Blümel
EMail: regeneration@spaziodincontro.net
Web: www.spaziodincontro.net

Literaturhinweise und ergänzende Fachliteratur

Weitere Titel zum Thema von

Heinz Grill
Erklärung, Prophylaxe, Therapie der Krebskrankheit aus ganzheitlicher medizinischer und spiritueller Sicht, 2001, Lammers-Koll-Verlag, Vaihingen/Enz

Das Wesensgeheimnis der psychischen Erkrankungen. Die Organe des Menschen, ihr seelischer Zusammenhang und die Möglichkeit eines spirituell orientierten Bewusstseinsaufbaues, 2010, Lammers-Koll-Verlag, Vaihingen/Enz

Ein Neuer Yogawille und seine therapeutische Anwendung bei Ängsten und Depressionen, 2010, Lammers-Koll-Verlag, Vaihingen/Enz

Initiatorische Schulung in Arco, Band VI, Gemeinschaftsbildung und Kosmos – Die Individualität im Verhältnis zur Universalität – Karma und Reinkarnation, 2003, Lammers-Koll-Verlag, Vaihingen/Enz

Die sieben Lebensjahrsiebte und die Geburt aus Geist und Wasser, 2007, Lammers-Koll-Verlag, Vaihingen/Enz

Die Seelendimension des Yoga – Praktische Grundlagen zu einem spirituellen Übungsweg, 2010, Lammers-Koll-Verlag, Vaihingen/Enz

Kosmos und Mensch – Ein Weg der Selbsterkenntnis und Selbstheilung durch das Studium des Yoga, der Anatomie und Physiologie des Körpers, 2003, Lammers-Koll-Verlag, Vaihingen/Enz

Der mentale und moralische Ansatz in Spiritualität und Heilkunde, 2010, Lammers-Koll-Verlag, Vaihingen/Enz

Das Wesen der Erschöpfung, Vorträge für Ärzte und Heilpraktiker, 2006, Lammers-Koll-Verlag, Vaihingen/Enz

Rudolf Steiner
Theosophie, 1904, GA 9, Rudolf Steiner Verlag, Dornach

Von Seelenrätseln, 1917, GA 21,
Rudolf Steiner Verlag, Dornach

Geist und Stoff, Leben und Tod, 1917, GA 66,
Rudolf Steiner Verlag, Dornach

Wege der Übung, 1994, Verlag Freies Geistesleben, Stuttgart

Wie erlangt man Erkenntnisse der höheren Welten, 1904/1905,
GA 10, Rudolf Steiner Verlag, Dornach

Metamorphosen des Seelenlebens – Pfade der Seelenerlebnisse, 1909/1910, GA 59, Rudolf Steiner Verlag, Dornach

Die Sendung Michaels, 1919, GA 194,
Rudolf Steiner Verlag, Dornach

Friedrich Husemann, Otto Wolff
Das Bild des Menschen als Grundlage der Heilkunst, 1991,
Band I – III, Verlag Freies Geistesleben, Stuttgart

Wilhelm Pelikan
Heilpflanzenkunde I – III, 1999,
Verlag am Goetheanum, Dornach

Murat Örs
Yoga und Krebs –
Seelische Wärme und Immunstärkung im Yoga, 2011,
Lammers-Koll-Verlag, Vaihingen/Enz

Yoga in der Traumatherapie –
Die Aktivierung individueller Ressourcen im Yoga, 2012,
Lammers-Koll-Verlag, Vaihingen/Enz